Editorial

日本の高価値医療—High Value Care in Japan

德田安春

　米国の医療経済学者によると，米国の国民医療費の総額のうち約3分の1は「低価値医療 low-value care」といわれます．すべての国の医療にはそのような low-value care はあります．米国に引き続き，カナダや英国，スイスなどでは，そのような低価値なケア内容をリストアップして，医師と患者の双方に対して，その適応を「再考」するように促す活動を開始しました．一方，我が国では，このジェネラリスト教育コンソーシアムが中心となって，Choosing Wisely Japan 活動が結成され，この単行本シリーズでその内容が紹介され大きな反響を得ました．

　そこで，今回のジェネラリスト教育コンソーシアムでは，日本であまり行われていない「高価値医療 high-value care」と，日本でよく行われている「低価値医療 low-value care」サービスを取り上げ，その低価値リストのなかで「避けるべき・止めるべき」優先順を決定します．

High Value Care in Japan
Yasuharu Tokuda

According to medical economists in the United States, one third of the total U.S. expenditures on health care can be recognized as low-value care. There are, indeed, such low-value care in all countries.

Following the lead of the U.S, medical professionals in Canada, the U.K, and Switzerland have been compiling list of such low-value care to start a campaign so that physicians and patients can both reconsider the significance of such care.

On the other hand, in Japan, the Japanese consortium for General Medicine Teachers has started the Choosing Wisely Japan campaign and published a book in the hope that its message will call forth an echo which will resound throughout the medical community. Recently, in the 9th Japanese Consortium for General Medicine Teachers, we discussed high-value care which is not practiced enough, and low-value care services which are done too much. Furthermore, we decided that the priority of low-value care should be avoided or stopped completely.

Contents

Editorial

日本の高価値医療—High Value Care in Japan ······················· 徳田安春　　i

Lecture & Discussion

日本の高価値医療－High Value Care in Japan
日本でもっと必要な High Value Care ··············· 徳田安春, 藤沼康樹, 小泉俊三　　5

Lecture

Value-Based Medicine のコンセプト
進化する Evidence-Based Medicine の現在形
The concept of "Value-Based Medicine" ································· 小泉俊三　　25

Work Shop

日本の低価値医療－Low Value Care in Japan ······················· 徳田安春　　51

Special Articles

High Value Care

1.医療面接におけるラポール形成
Rapport building in the medical interview ························· 小野正博　　64
2.詳細な病歴聴取と身体診察
Detailed history-taking and physical examination promote high value care in Japan
································· 田村謙太郎　　71
3.禁煙サポートのための認知行動療法
Cognitive behavioral therapy for non smoking support ················· 臼井洋介　　81
4.断酒をサポートする動機づけ面接法
Motivational interviewing: A promising treatment method to prepare people with alcohol problems
for change in order to stop drinking ···························· 後藤　恵　　91
5.うつ病患者への認知行動療法
Cognitive behavioral therapy for the patients with depression ··············· 金井貴夫　　99
6.認知症患者とその家族・地域への包括的ケア
Community comprehensive care for dementia patients and their families············ 山口　潔　　105
7.貧困患者に対する社会的サポートの提供
Social support for patients in poverty ························· 長嶺由衣子　　111
8.ヘルスリテラシー向上のための患者教育
Patient education for improving Health Literacy ···················· 阪本直人　　117
9.菌血症疑い患者への治療開始前の血液培養2セット採取
Two sets of blood cultures should be obtained for patients with sepsis prior to initiation of
antimicrobial therapy ··································· 成田　雅　　127

Low Value Care

10.内視鏡検査前にルーチン凝固検査は必要か？
Over-testing by routine coagulation screening for patients undergoing gastrointestinal endoscopy
.... 加藤幹朗　131

11.入院時ルーチンや内視鏡前の肝炎ウィルス・梅毒血清学的検査
Routine hepatitis virus and syphilis testing upon admission and before endoscopic procedures
.... 木下賢輔　137

12.血管拡張薬と利尿剤で治療可能な軽症心不全に対するハンプ療法
hANP therapy for mild heart failure who should be treated by vasodilator and diuretics
.... 水野　篤　143

13.脳梗塞におけるエダラボン療法
Edaravone in acute ischemic stroke .... 矢吹　拓　147

14.急性呼吸窮迫症候群（ARDS）に対するシベレスタット・ナトリウム
Sivelestat sodium for Acute Respiratory Distress Syndrome (ARDS)
.... 岩田健太郎　153

15.ARDSに対するステロイド療法
The routine use of corticosteroids for acute respiratory distress syndrome (ARDS)
.... 岡田優基　159

16.高齢者の不眠におけるベンゾジアゼピン系薬剤長期投与の問題点
The problems with the use of benzodiazepines in elderly patients with insomnia
.... 関口健二　165

17.高齢者の認知症周辺症状における向精神薬長期投与
Long-term prescription of psychotropic drugs to elderly patients with dementia
.... 笹木　晋　171

18.解熱目的のNSAIDs使用
The use of NSAIDs for the alleviation of fever .... 仲里信彦　179

19.ジギタリス
Digitalis .... 篠原直哉　185

20.経口第三世代セフェム
Third-generationoralcephalosporins .... 北　和也　191

対話篇

英語ケースレポート論文の価値を高める
Conversation on Stylebook .... 徳田安春　vs　Alex Gregg　197

Index 218

iii

ジェネラリスト教育コンソーシアム

Japanese Consortium for General Medicine Teachers

設立趣意書

　私たちは，本研究会を，ジェネラリストを目指す人たちを育てる Teachers の会として設立しました．
2010 年に日本プライマリ・ケア連合学会が設立され，ジェネラリストの養成が焦眉の急となって
おります．すでに家庭医療専門医および病院総合医の認定医・専門医制度は日本プライマリ・ケ
ア連合学会で動き出しております．また旧日本総合診療医学会はその学会誌「総合診療医学」誌
上で二度にわたり病院総合医の特集号を刊行しています．私たちは，これらの成果の上に立ち，ジェ
ネラリストが押さえておくべきミニマム・エセンシャルを議論するとともに，日々の実践に有用な診療
指針を学ぶ場を，この研究会で提供しようと思います．
　繰り返し問われてきた分化と統合の課題への新たな挑戦として，わが国のジェネラルな診療への
鋭い問題提起となり，医学・医療の発展の里程標として結実することが，この研究会の使命だと
私たちは考えています．
　本研究会の要点は，下記のとおりです．

目的

「新・総合診療医学―家庭医療学編」および「病院総合診療医学編」（2 巻本として株式会社
カイ書林より 2012 年 4 月刊行）の発刊を契機に，これからの家庭医・病院総合医の学びの場と
して，本研究会を設立する．

活動内容：

　本研究会は，Case based learning ＋ Lecture を柱とする症例検討会およびプラクティカルな
教育実践報告の場である．

研究会のプロダクツ：

　提言，症例と教育レククチャー，依頼論文および教育実践報告（公募）を集積し吟味・編集し
たうえで，「ジェネラリスト教育コンソーシアム」として継続して出版する．

事務局：

　本研究会の事務局を，株式会社尾島医学教育研究所に置く．

2011 年 8 月

「ジェネラリスト教育コンソーシアム」　設立発起人

　藤 沼 康 樹　　医療福祉生協連家庭医療学開発センター / 千葉大学専門職連携教育研究センター
　徳 田 安 春　　JCHO 東京城東病院　JCHO 本部総合診療顧問
　横 林 賢 一　　広島大学病院　総合内科・総合診療科
　　　　　　　　Department of Social and Behavioral SciencesHarvard T.H. Chan School of Public
　　　　　　　　Health（USA）

Lecture & Discussion

日本の高価値医療－ High Value Care in Japan
日本でもっと必要な High Value Care

出席：

徳田安春　JCHO 本部　総合診療顧問

藤沼康樹　医療福祉生協連家庭医療学開発センター
　　　　　 /千葉大学専門職連携教育研究センター

小泉俊三　財団法人東光会 七条診療所 所長

参 加 者　19名（A ～ D グループ）

Lecture & Discussion

日本でもっと必要な High value Care

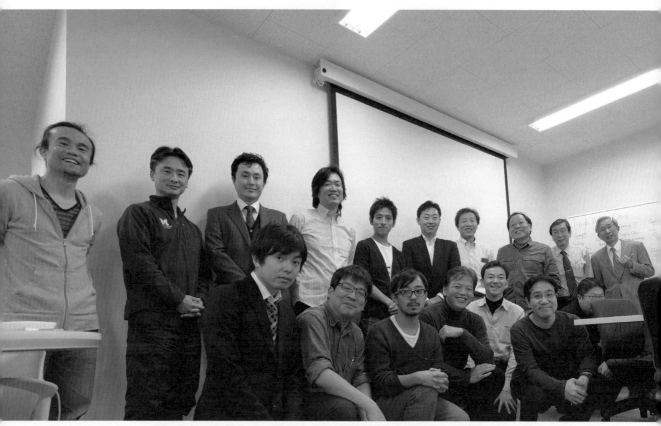

2015年12月5日　神戸大学地域医療活性化センター3階にて

出席者一覧（敬称略）

徳田安春	JCHO本部 総合診療顧問	関　知嗣	東京西徳洲会病院循環器科
藤沼康樹	医療福祉生協連家庭医療学開発センター 千葉大学専門職連携教育研究センター	朴澤憲和	加計呂麻徳洲会診療所・瀬戸内徳洲会病院
		松下達彦	済生会滋賀病院
小泉俊三	一般財団法人 東光会 七条診療所 所長	松本謙太郎	国立病院機構大阪医療センター
東　光久	福島県立医科大学 白河総合診療アカデミー	本村和久	沖縄県立中部病院
石丸裕康	天理よろづ相談所病院 総合診療教育部	安田英己	医療法人 安田内科医院
岡山雅信	神戸大学大学院 地域医療教育学部門	猪谷克彦	医療法人 沖縄徳洲会 中部徳洲会病院
金井貴夫	千葉大学医学部附属病院 東金九十九里地域臨床教育センター・東千葉メディカルセンター 内科（総合診療科）	阪本直人	筑波大学 医学医療系 地域医療教育学／附属病院 総合診療グループ
北　和也	やわらぎクリニック	原　穂高	愛媛医療生協 愛媛生協病院家庭医療科

演者

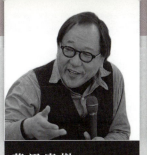
藤沼康樹 Yasuki Fujinuma
医療福祉生協連
　家庭医療学開発センター
千葉大学専門職連携
　教育研究センター

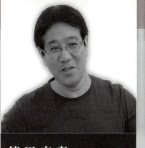
徳田安春 Yasuharu Tokuda
JCHO本部
総合診療顧問

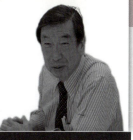
小泉俊三 Shnzo Koizumi
財団法人東光会
七条診療所 所長

はじめに

徳田● この「ジェネラリスト教育コンソーシアム」は，藤沼先生，横林先生とともに2011年に立ち上げた研究会です．今回で9回目を迎えて，過去8回すべてが書籍化されています．今回もまた時代をリードし，かつ医学界にインパクトを与えるような本を出版したいと思います．

2015年12月5日（土）10：30〜17：00
神戸大学地域医療活性化センター3階　タイムテーブル

時間	内容	演者（敬称略）
10:30〜11:00（30分）	冒頭発言：Choosing wisely 活動の現状報告	徳田安春
11:00〜12:00（60分）	全体討論会：日本でもっと必要なHigh Value Care	司会：徳田安春 当日参加者全員
12:00〜13:00（60分）	第10回テーマについて （日本の診療ガイドライン：2016年6月5日）	
13:00（30分）	中間発言：Value-Based Medicineのコンセプト	小泉俊三
13:30〜17:00	WS：日本の低価値医療 Low Value Care in Japan	司会：徳田安春 当日参加者全員

Lecture & Discussion

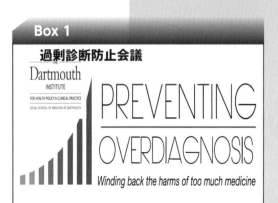

Vol.5
CHOOSING WISELY IN JAPAN ―LESS IS MORE―

コンソーシアム第5回目に行われた
Choosing wisely in Japan

編集：徳田安春
B5　155ページ
ISBN　978-4-906842-04-9
定価 3,600 円
（本体 3,600 円＋税）

現時点での世界の動向

　日本の Choosing Wisely キャンペーンはこのコンソーシアムの第5回目よりスタートしました（2014年5月3日）．2015年の現時点での世界の動向をお知らせしていきたいと思います．

　先日アメリカの国立衛生研究所（NIH）で過剰診断防止会議というものが行われましたので我々もがん研究センターの先生方とともに5名ほどで参加してまいりました（**Box 1**）．ここではリサーチをしている人たちが集まり，Over-diagnosis を臨床疫学的な観点から，様々な状況をあらゆる手法で解析し，論文で発表するというとを行っています．最新の研究方法について議論が行われていました．

　その時の写真が **Box 2** です．主催は米国国立がん研究所(NCI) と Oxford 大学です．3日間行われた中，我々もそこで水戸協同病院での研究結果（ルーチンの凝固検査が必要かどうかの研究）を発表してまいりました．（水戸協同病院：加藤幹朗先生論文）がん研究センターの先生方もヘルスサービス研究（地域別でみた日本のがん診療での検査頻度）を発表していました．この会議の詳細は，週刊医学界新聞にも掲載されています．（週刊医学界新聞：第3152号　2015年11月　過剰診断を防ぐエビデンスの構築を）

　さて，人間ドックに話題を変えたいと思います．人間ドックに行くと，どんなに健康と思っても必ず一つや二つ，何かに引っかかるのが気になります．私はJCHO星ヶ丘医療センターに行って月に一回，外来を向こうのスタッフと一緒に行うのですが，ある日の外来での患者さんの受診理由がやはりドックでの結果でした．みると，とんでもない項目が測定されていました．検査項目で「上昇ありにて要精検」となっていた項目は ASLO でした．このような項目を測定する意義は全くありません．ドックの検査結果通知が，我々の日常診療を特殊な状況に追い込んでいるのかもしれません（笑）．

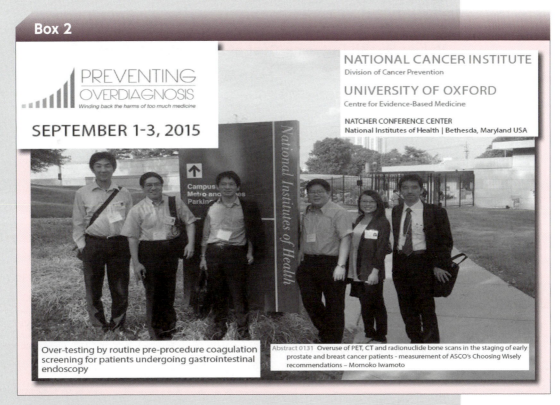

アメリカの国立衛生研究所（NIH）にて

そして **Box 3** は Mitchell D Feldman 先生と私が書いた論文です．この論文を出すきっかけは，数年前にたまたま電車内で彼に日本の「人間ドック」のことを話すと先生はひどく驚かれ，「人間ドック」ってなんだ！というのです．"Human dock" といっても伝わりません．彼は，これはプロフェッショナリズムの立場からみて問題なことだと言い，日本でもアクションを起こさないといけない，と話していました．のちに私たちは日本の人間ドックを含めた医療の現状について Letter として BMJ に投稿したのがこの論文です **(Box 3)**．それ以来，Feldman 先生のアドバイスをもらいながらこの活動を展開しつづけています．彼には Choosing Wisely キャンペーンについても教えてもらいました．Choosing Wisely についての詳細は本日午後の部の Lecture で小泉先生からお話しをいただきます **(Box 4)**．

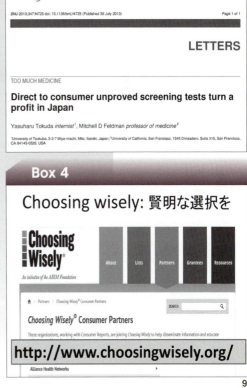

Lecture & Discussion

医療の価値，Value とは

さて，医療の価値，Value というものですが，

Value=Health Outcome/Cost of Delivering Outcome

として，最初は割り算で表現されました．

Cost が分母で Outcome が分子でした．これは，ハーバード大のマイケル・ポーター教授らが提唱した式です．

先日の NIH での Over-diagnosis カンファレンスではこれとは違う式が新たに提唱されていましたが，国際的には割り算の方が広く普及しています．

Box 5

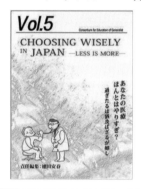

医療の価値 (バリュー Value)
= アウトカム - 有害反応 - コスト

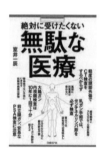

Box 5 がコンソーシアム第5巻で発刊した Choosing Wisely in Japan です．ありがたいことに，韓国から来日していた高麗大（Korea University）教授の Ahn 先生がこの本を見つけてくれました．この書籍の中には英文抄録も記載されていますので，概要をつかまれたご様子で，日本での我々の取り組みに敬意を表しておられました．この中で挙げられた5リストを私たちは国内に発信し続けています．そしてまた，2015年の1月に Ahn 教授に招待されて，アジア初の Choosing Wisely Conference に行ってまいりました**(Box 6)**．偶然にもこの大学の前にあるレストランの名前が『Less is More』だったのには驚きでした（笑）．

この会議の素晴らしかったところは，韓国の様々な臨床系医学会の指導者も参加していましたし，メディアもこの様子を中継していました．Ahn 先生のそういった多方面の方たちへの働きかけがすごかったからだと思います．Ahn 先生は，2014年にはＮＥＪＭの Perspectives で，韓国において行われている甲状腺がん検診についての問題点を明らかにする論文を発表されていました．

Box 6

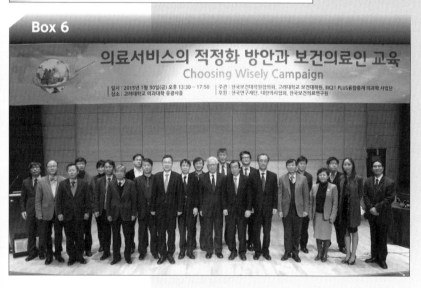

Box 8 に米国とカナダのこの活動の現状を示します．米国では70の学会が参加しています．患者さん用のパンフレットもできました．

カナダのキャンペーン活動は非常に活発で，さまざまな研究も行われています．そしてまた，私たちもロンドンでのChoosing Wisely 国際ラウンドテーブル会議に参加しました (**Box 9-1, 2**)．この会には経済協力開発機構 (OECD) も参加して，過剰診療に関係するQuality Indicator (QI) について，国際的なベンチマークを発表していました．

去年（2014年）はオランダのアムステルダムで開催され小泉俊三先生が日本から参加されました．

Box 8　Table: Characteristics of Campaign Activities of Choosing Wisely USA and Canada

Characteristic	Choosing Wisely USA	Choosing Wisely Canada
Starting year	2012	2014
Participating society	70 specialty societies	45 specialty societies
Recommendations	400	150
Patient pamphlet	90	25
Implementation	Organic and accelerated	Organic

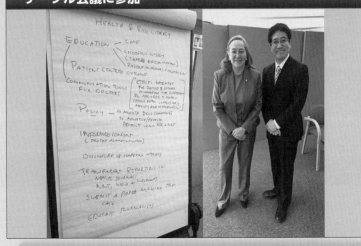

Box 9-1　ロンドンでの Choosing Wisely 国際ラウンドテーブル会議に参加

Choosing Wisely Canada を牽引している Dr. Wendy Levinson 氏と

Box 9-2　ロンドンでの Choosing Wisely 国際ラウンドテーブル会議に参加

Mr. Niek Klazinga, OECD: **Health Care Quality Indicators** Measurement of Overuse: *Cross-country comparisons of choosing wisely recommendations*

Box 10　全ての処方抗菌薬のうちセフェム系とフルオロキノロン系の割合 2010

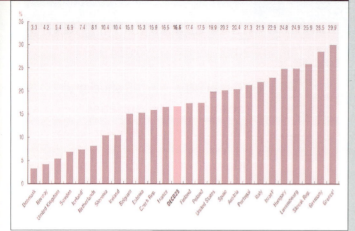

Over-diagnosis のデータ

　日本では諸外国で出されているような over-diagnosis についての OECD の国際比較研究結果をまだほとんど出していません．国別データで，全ての処方抗菌薬のうちセフェム系とフルオロキノロン系の割合データでワースト1位がギリシャでしたが，日本のデータは不明です**(Box 10)**．一方で，韓国は over-diagnosis のデータを出しています．これらは OECD のホームページ上で国別 Quality Indicator として公表されています．

　Box 11 は，高齢者における長時間作用型ベンゾジアゼピン系薬使用です．

　Box 12 は，UpToDate の中に over-diagnosis のセクションがあり，米国の PSA 健診が over-diagnosis の典型であると記載されています．検診導入後数年間経過した後になっても Incidence が高いままとなっているのは over-diagnosis を示しています．また，**Box 13** は，　を示しています．Incidence が上昇し続けているのは「over-diagnosis が存在している」ことがわかります．

Box 11　高齢者における長時間作用型ベンゾジアゼピン系薬使用

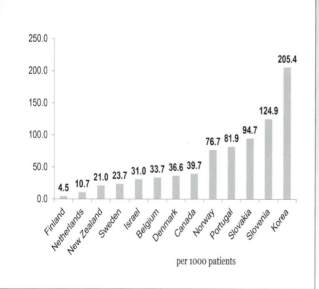

Box 12　UpToDate の中の over-diagnosis

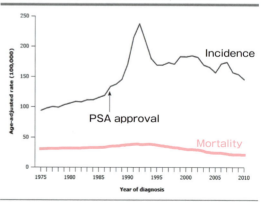

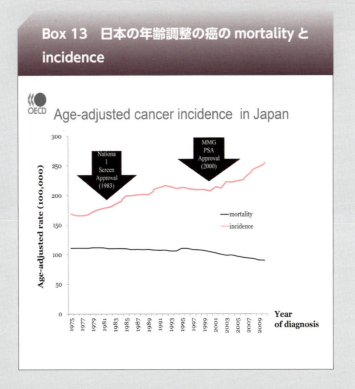

Box 13　日本の年齢調整の癌の mortality と incidence

Box 14 は最近のデータですが，米国が推奨している QI の 91.6％は，underuse（過少サービス）であるとのことです．ほとんどの QI は，「○○を行え」という QI です．たとえば「肺炎後の患者には肺炎球菌を投与せよ」というように．ところが overuse に関してはあまりない．6.5％でした．そしてまた，先日の米国 NIH での overdiagnosis の国際会議で議論になったのは，「高齢糖尿病患者の overtreatment が多すぎる」ということでした．

Box 14　米国が推奨している QI

RESEARCH LETTER

Undermeasuring Overuse—An Examination of National Clinical Performance Measures

Results | Of 521 unique measures that met inclusion criteria, 477 (91.6%) targeted underuse while 34 (6.5%) targeted overuse; 14 (2.7%) addressed misuse (4 measures addressed 2 target issues). Of 16 measure collections, just 3 contained an appreciable (≥10%) representation of overuse measures; nearly half (7 of 16) contained no overuse measures (**Figure**).

Most overuse measures (82.4%) addressed either diagnostic imaging or medication prescription (Figure). By comparison, underuse was well represented (over half of measures) as a target of measures across all categories of clinical service.

Lecture & Discussion

Box 15　問題となっている低価値医療

	# of countries that ranked intervention:				
	1st	2nd	3rd	4th	5th
Antibiotics for URIs/bronchitis/sinusitis	7	1	1	1	2
Imaging for low back pain	4	4	1	2	2
Pre-operative testing in low-risk patients (EKG, stress EKG, chest x-ray, labs)		1	2	3	2
Artificial nutrition in patients with advanced dementia or advanced cancer			1		1
Urinary catheter placement		2	1	1	
Cardiac imaging in low risk patients		1	2	2	
Cancer screening (pap, ovarian, PSA)	2	2	1	1	
DEXA scan for bone density	1			1	1
Benzodiazepine/antipsychotics in older patients		4	2	1	2
Imaging for headaches			1	1	2

Other:

- PPIs (3 countries)
- blood chemistries tests at regular intervals (such as every day)
- Vitamin D
- Brain MRI for asymptomatic patients
- Genetic testing
- General screening for asymptomatic people especially using high tech diagnostic devices

問題となっている低価値医療

Box 15 は，ロンドンでの会議（Choosing Wisely International）が挙げた「問題となっている低価値医療」のトップ10です．本日参加されている先生方に私は同様のアンケートを行いました．本日の午後もこのロンドン会議と同じ方式で討論を行います．

ロンドンのラウンドテーブルが挙げた低価値医療の1位は，「上気道炎・気管支炎・副鼻腔炎に対する抗菌薬」でした．2位が「レッドフラッグの無い腰痛に関する画像診断」．続いて低リスク患者へのルーチン検査．また，進行した認知症患者への人工栄養（胃瘻）．あとは医学的適応のない尿路カテーテル留置．低リスク患者の心臓画像検査．次に，エビデンスの乏しいがん検診．そして骨密度を毎年行うこと．あとはベンゾジゼピン系薬剤の高齢者長期投与．そしてレッドフラッグのない頭痛の画像診断．次点に選ばれたのは，PPI，ルーチンの入院患者の血液検査，ビタミンD，無症状患者のMRI（脳ドック），さまざまな遺伝子検査，とくにハイテク機器によるスクリーニング検査（人間ドック）となっていました．

Box 16　患者側への介入

患者側、医療者側への介入

Box 16 が，ロンドンのラウンドテーブルでまとめた，推奨される**「患者側への介入」**です．医療者側だけに介入しても解決にはなりません．実際，抗菌薬などは患者さんが求めることも多いので，患者さんへの教育的介入も必要です．そのためには3つの戦略があります．Cost-sharing（患者自己負担を増やすこと），教育，そして医師や病院のデータの公開です．公開とは，たとえば「それぞれの病院はニューキノロンをどの程度処方しているかの比較データ」などです．教育と情報公開は効果的と思いますので色丸で囲みました．しかし，自己負担率増加を私が色丸で囲まなかったのは，患者によっては，重症化しても受診しなくなる恐れがあるからです．経済的な問題があって病院に来ない状況を誘発する恐れがあります．

Box 17 は医療者側への介入です．また，医療者への介入には，次に示すように，電子カルテに組み込む，卒前，卒後，そして生涯にわたる医師教育，などがあります．Provider feedback については後述します．

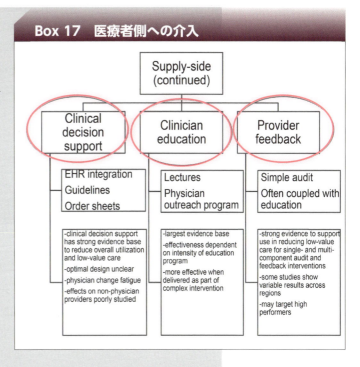

Box 18 は電子カルテに Choosing Wisely の「推奨文」を組み込んだ UCSF のシステムです．たとえば，高齢者の睡眠障害にベンゾジアゼピン系の薬を処方しようとすると，クリックしたその瞬間にこのような Choosing Wisely の recommendation が出てきます．最初は，院長名を推奨文に付けていたそうですが，院長名では個々の医師は言うことをきかないので，American Geriatric Society などの元々の推奨学会名を付けたそうです．そうすると，現場の医師はその推奨についていく（笑）．また，その推奨文にマウスを合わせてそれを押すと PubMed に飛び，元々の文献に飛ぶ，というものです．それでも，現場の医師は必ずしもこれに従わなくてもいいのです．その場合の「理由」のボタンも準備されています．たとえばこの患者さんはどうしてもこの薬を使わざるを得ないときは「理由」ボタンを押して，処方をしてもいいのです．これにはペナルティはありません．要はChoosing Wisely の reminder として機能しているということです．このシステムは効果的と評判のようで，そろそろ論文も出てくると思います．

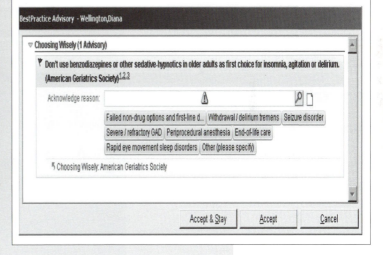

Lecture & Discussion

　最近の輸血適応のstudyでは，輸血は必要最小限で実施したほうがよいという流れがあります．**Box 19**もUCSF病院でのシステムです．赤血球輸血の施行における輸血量を面積にしたもので，面積が大きいほど輸血量が多いというものです．ただ，輸血前のヘモグロビン濃度が高いと「濃い赤」，濃度が低めだと「薄い赤」と表示します．薄い赤の輸血実施グループは保存的に輸血をやっているということがわかります（例：Hospital Medicine）．これは効果的なprovider feedbackの例です．

　輸血前のHbが低いほど（薄い色），保存的なストラテジーを行っているので，よりエビデンス推奨に近いということです．ただし，個別の患者さんの疾患状況は無視していますので，個別の質評価にはなっていません．重要なことは，トレンドを可視化していることです．しかしもっと面白いのは，各医師別にもこの結果を出していることです**（Box 20）**．この個別医師バージョンをfeedbackする時には，個々の医師本人にだけ返します．「あなたはここです」，しかし他の医師の成績はアノニマスです，と．同じホスピタリスト医師でも，ある医師は色が薄いので，保存的にのみ輸血していますが，別の医師は輸血も多いし，輸血前のHbもけっこう高いというのがわかります．これは効果的なフィードバックだと思います．しかしこれを行うには，病院には一定の予算が必要です．

Box 19　UCSF病院でのシステム

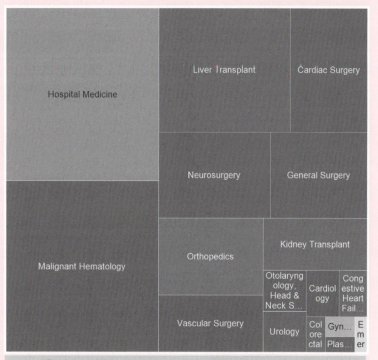

Box 20　医師個人別成績

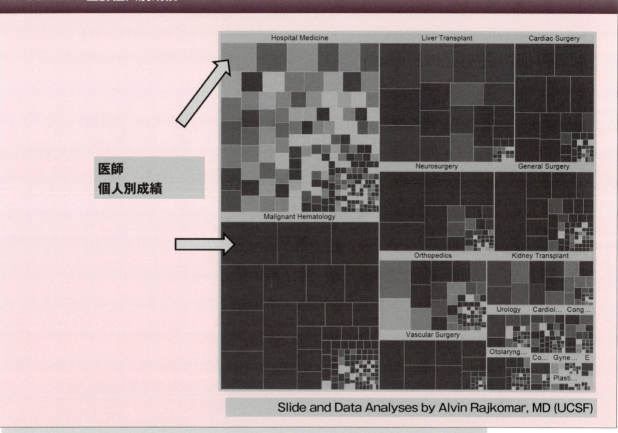

医師個人別成績

Slide and Data Analyses by Alvin Rajkomar, MD (UCSF)

Box 21は商業ベースのものですが，Medstopper（サイト名）というもので，ポリファーマシーを解決するための支援ツールです．インターネットで公開されています．薬の名前を入れると，どのように漸減したらいいかが書いてあります．ある薬剤を終了するには，15％ずつ4週間おきに減らせ，などと書いてあります．

Box 21　Medstopper

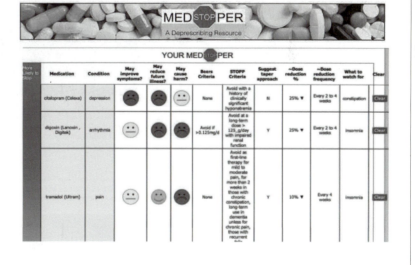

17

Lecture & Discussion

Box 22　National de-prescribing manual

- Manual given to all prescribers in Sweden
- Prudent assessment of withdrawal of drugs, especially among the elderly.
- Covers more than 200 pharmaceuticals
- How to evaluate and stop treatment
- What to observe in the patient
- Alternative pharmacological and non-pharmacological interventions
- 4th edition coming in 2015 with current drugs, more evidence and translations
- Will be available as an open data source to integrate with electronic medical records

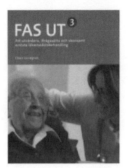

Box 22は，スウェーデンの「脱処方マニュアル」という本です．スウェーデンでは，これをすべての処方医に配布しているとのことです．

Choosing Wisely 国際キャンペーンは，医療者と患者の双方へ介入したほうが良いということで，具体的な活動を行っています（**Box 23, 24, 25**）．最近はイノベーションのチャンピオンを表彰する活動も展開しています．先日オーストラリアのキャンペーンを行っている人たちが，ビデオを作ってYouTubeにアップしていました．また様々なポスターも作成されています．

Box 23　医療者と患者への教育

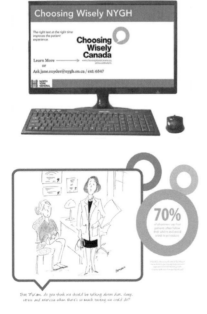
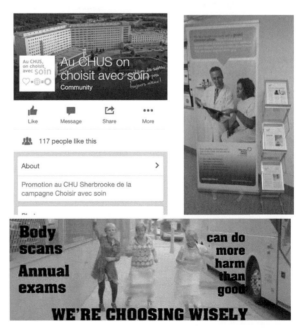

Box 24

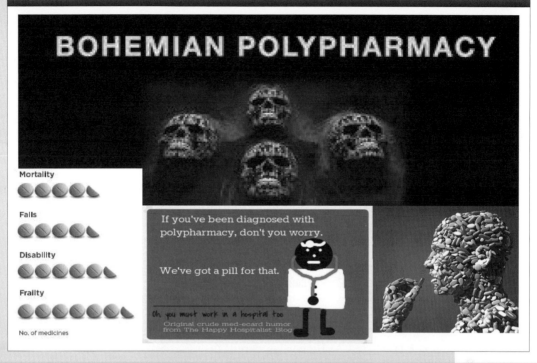

Box 25

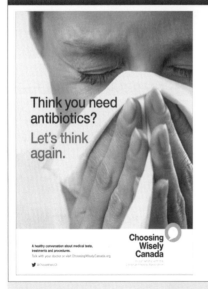
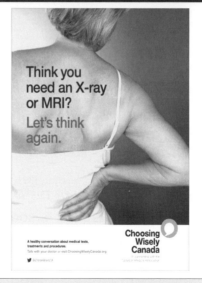
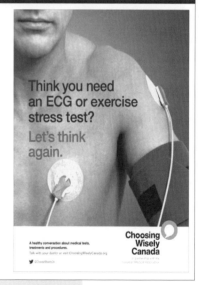

Lecture & Discussion

徳田 ● 　以上で私の現状報告を終わります．来年 2016 年 5 月に，イタリアで Choosing Wisely 国際ラウンドテーブルが行われます．今年は 17 か国から参加があり，急速に拡大しています．東アジアからは日本と韓国が参加します．

■グループ討論：日本でもっと必要な High value Care

(司会：徳田安春)

徳田 ● 　資料として，配布資料＊の，論文の抄録をご覧ください．

＊当日参加者には本稿 Special Articles の抄録を事前資料として配布した

- 医療面接におけるラポール形成
- 詳細な病歴聴取と身体診察
- 禁煙サポートのための認知行動療法
- 断酒をサポートする動機づけ面接法
- うつ病患者への認知行動療法
- 貧困患者に対する社会的サポートの提供
- ヘルスリテラシー向上のための患者教育
- 菌血症疑い患者への血液培養 2 セット採取

すでに以上のテーマで各先生に論文をお書きいただきました．これ以外のもので，もっと行ってほしい High-value care について，各グループに分かれてご討議をお願いします．そのあと全体討論を行います．

(各グループで討論後の発表)

■A グループ

・禁煙指導：public level でも行う．

・不要かつ頻回な救急受診を防ぐ：介入専門職，介入ワーキンググループ，連携チームを作る．

　　　　常連をピックアップして個別会議

・入院時に退院カンファレンス：最初からケースワーク開始（スタッフ，外部すべて集結，全体で戦略会議）

・総合診療科が病棟運営：ベッドコントロール

・高齢者のＣＧＡを包括ケアに結びつける：social, psycho も．外来，入院でルーチンに実施．

A グループ発表　金井貴夫氏
千葉大学医学部附属病院 東金九十九里地域臨床教育センター・東千葉メディカルセンター　内科（総合診療科）

■Bグループ

今までにない，あったらいいのに，みんなはやっていない，短時間，手間準備がいらない，だれでもできる，
という観点があるとHigh-valueになるのではないかと考えて討議した．

- 禁煙のshort intervention：すべての患者さんに行う．
- 手帳：薬，糖尿病，血圧，頭痛，セルフマネジメント
- first track外来：米国では看護師が行うもの．
- ステロイド点鼻薬：underuse
- 啓発：学校教育，cost effective
- 葉酸：妊娠前
- ピルＯＣＰ：underuse
- エアマット：除圧系，褥瘡予防
- ステロイド：underuse
- メトホルミン：underuse
- ＣＰＡＰ：useとscreening
- ＰＥリスク
- 整形での下肢エコー：やりすぎ
- ＮＳＡＩＤｓ：整形での出しすぎ
- 月経時のＮＳＡＩＤｓ：underuse
- Acetaminophen：500ｍｇの問題

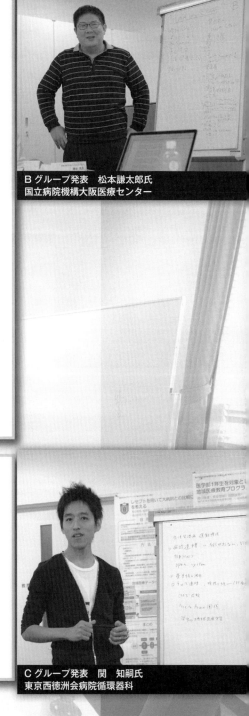

Bグループ発表　松本謙太郎氏
国立病院機構大阪医療センター

■Ｃグループ

生活習慣病，運動療法をめぐって討議した．

- 病診連携：紹介状すらない，患者が診断名を知らない
- 外来リハビリ
- open system
- 薬手帳の活用
- ネットで連携，企画の統一（診療データ）
- ＣＭで広報
- Face to faceの関係
- 学生の地域医療実習

Ｃグループ発表　関　知嗣氏
東京西徳洲会病院循環器科

Lecture & Discussion

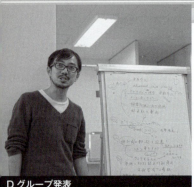

Dグループ発表
やわらぎクリニック　北　和也氏

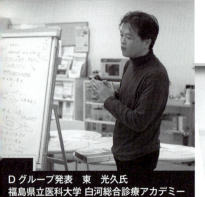

Dグループ発表　東　光久氏
福島県立医科大学 白河総合診療アカデミー

■Dグループ
High-value
・ＡＣＰ（advanced care planning）の早期介入：オピオイドの使用，メンタル面のサポート終末期の薬剤）
・不眠に対する認知行動療法：高齢者向けのＴＶ番組を作る，21：00以降，3：00以降，司会者は高齢者にする→高齢者の地産地消
Low-value
・ポリファーマシーの介入：コスト↓，有害事象↓
・徘徊を放置：へたな薬（low-value）を出すより，自然に見守る．高齢者に認知症のタスクを与えると周辺症状がなくなる．

討論

フロア　コストの問題は，国によって違うので，外国と比較するときは考慮が必要です．

徳田　米国は人件費も材料費も高い．日本は診療報酬でコントロールしている．今まではバランスが取れています．

小泉　米国では中高年で病気をしたら，家を売らなくてはならないほどです．破産します．日本はこれまで税金や公的資金が投入されてしのいできた．

フロア　僕は，テレビの「Cool Japan」（ＮＨＫ）などで，このHigh-value careを取り上げてはどうかと思います．いかにお金をかけずにできるというキャンペーンをすればいいと思います．

フロア　それは重要です．「Cool Japan」は日本の伝統芸能がいかに大事かを日本人に伝える番組です．「シッコ」という映画がありました（医療制度とキューバなどの医療制度との対比を行った，医療問題をテーマとしたドキュメンタリー調の映画）．日本がいかに低コストで，医師はよく働いているかを多くの国民は知りません．実は日本の医療が素晴らしいということを日本人が知らないのは残念です．医療者と国民が手を組んで，コスト的な問題も含めて，医師不足の問題も含めて，相互に理解していかなくてはなりません．ＴＶやＣＭは非常に重要な役割を担っています．

提言

徳田　メディアを利用して，患者教育とprovider教育の双方が必要ですね．

小泉　一般論で，社会正義を振りかざすのではなく，「あなたは自分で将来どういう医療を受けたいのか」という切り口の対話を行うと，コストやバッシングを強調する一方的な対話は避けられるように思います．

藤沼　Choosing WiselyもHigh-value Careも，雇用や産業を生むという方向がないかと考えています．たとえば，かぜに漢方というとき，その漢方薬を日本でつくったほうがいいのではないか．たばこ農家を全部漢方の原材料生

産に移行させる．そうすると産業も興るし，雇用も生まれる．たばこも作らなくなる．そういうポジティブ面，それによって何かを生みだすんだという運動にしないといけないのではないでしょうか．これによってコストカットできましたというのだけだと少しネガティブです．

徳田 ● ポジティブなメッセージを出すというご意見は素晴らしいと思います．
このメッセージで，全体討論「日本の高価値医療 − High Value Care in Japan」を終了します．
皆さん，ありがとうございました．

午前の部　全体討論

「日本でもっと必要な

High value Care」

2015 年 12 月 5 日（土）10：30 〜 12:00
神戸大学地域医療活性化センター 3 階にて

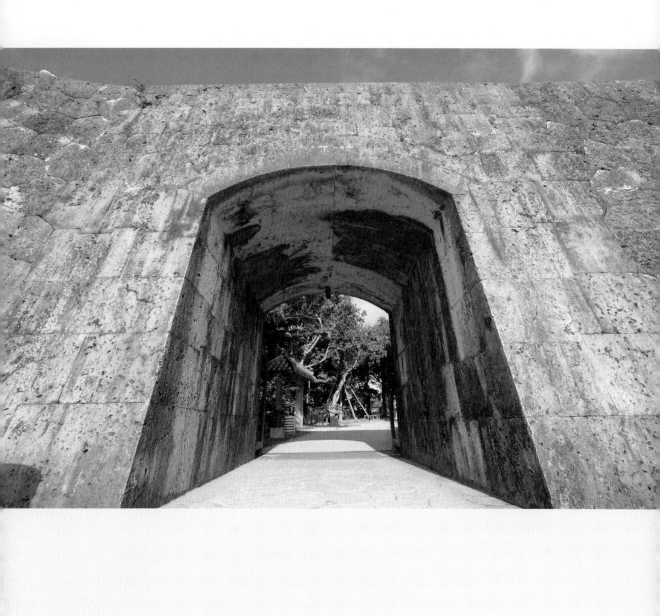

Lecture

Value-Based Medicine のコンセプト
進化する Evidence-Based Medicine の現在形
The concept of "Value-Based Medicine"

小 泉 俊 三
一般財団法人東光会 七条診療所 所長

Value-Based Medicine のコンセプト
進化する Evidence-Based Medicine の現在形

The concept of "Value-Based Medicine"

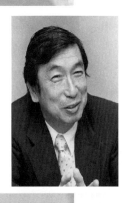

小泉俊三
Shunzo Koizumi, MD, FACS
一般財団法人東光会 七条診療所 所長
[〒600-8845 京都府京都市下京区朱雀北ノ口町29]
E-Mail: koizums@gmail.com

略歴 私は、30年以上昔にアメリカに渡って外科医の資格を得、天理よろづ相談所病院腹部一般外科・総合診療教育部での13余年を経て、佐賀大学で約16年間、総合診療部教授として診療・教育と臨床研究の指導に携わり、5年近く前から京都市内で下町の開業医生活をしています。地域医療の現場にいると、独居高齢者が抱えるいろいろな状況が見えてきて、理念的に語っていたことが目の前に現れてくるという非常に exciting な毎日を送っています。

ジェネラリスト教育コンソーシアム第9回
2015年12月5日（土）10:30 ～ 17:00　神戸大学地域医療活性化センター3階にて

　"Choosing Wisely" は、過剰診断や過剰治療に対して医療専門職のプロフェッショナリズムの立場から警鐘を鳴らすキャンペーン活動であるが、社会技術としての医療テクノロジーを、医療の受け手及び社会全体にとって有用か否かを包括的に捉えようとする概念的枠組みが、"Value-Based Medicine" であり、医療経済学がその学術的基盤となっている。また、言うまでもなく、"Choosing Wisely" をはじめ過剰医療を検証しようとする諸活動の基本には、30年以上前に提唱された EBM(Evidence-Based Medicine) の考え方がある。これを EBM の歴史的発展という観点から見ると、今日、"Choosing Wisely" 等として展開されているさまざまの活動が EBM の今日的実践である、と言い換えることも出来る。本講演では、"Value-Based Medicine" を手短に紹介するとともに、「過剰診断防止国際会議」や "Choosing Wisely" キャンペーン活動の現状と展望について概説する。

The concept of "Value-Based Medicine"

Highlight

"Choosing Wisely" campaign has been launched by conscientious leaders of American medical profession to alert healthcare community and public alike to the fact that scarce resources has been wasted detrimental to health outcomes of patients. This movement has spread internationally to encompass Europe and Asia-Pacific region including Japan. Meanwhile, based on healthcare economics, "Value-Based Medicine" has become the main conceptual framework of assessing the effectiveness of healthcare technology both for individuals and for society. The author also would like to postulate that "Choosing Wisely" campaign and similar endeavors such as Preventing Over-diagnosis International Conference which are trying to curtail unnecessary medical interventions today should be the most important and influential practice of Evidence-Based Medicine which was introduced some thirty years ago by David Sackett and others.

はじめに

小泉● 本日午前中に徳田先生が話されたことの補足になると思いますが，私なりの理解で，Value-Based Medicine のコンセプトを Evidence-Based Medicine (EBM) と関連付けて説明したいと思います。

お手元に配った資料は，2014 年 11 月，台湾で開催された第 3 回 International Society of Evidence-Based Healthcare (ISEHC) カンファレンスで，オーストラリアのプライマリ・ケア医であり，かつ EBM の世界的なリーダーのひとりである Paul Glasziou 先生が，EBM の将来像に関して提案された 6 つの項目です。

私はもともと外科医だったのですが，総合診療の領域に関心を持つようになった 1980 年代，さらには総合診療の仕事をするようになった 1990 年代当時，医療に新しい考え方を導入し，医療の改革を進めようというときの一番重要なキーワードは EBM でした。この EBM という切り口は，いつの間にか古くなってしまったのではなく，今日でも着実に進化しています。ここ 30 年くらいの医療改革の流れを振り返ると，1990 年代後半には，EBM は着実に定着しつつあったのですが，1999 年に医療安全の問題が，突然，大きく取り上げられるようになりました。米国では，IOM (Institute of Medicine) 報告書で，毎日ジャンボ機が墜落しているくらいの人数が医療事故で死んでいる，と発表されたり，日本では横浜市立大学で患者さんの取り違え事故が起きたりしたことがきっかけとなって，それ以降の 10 数年，医療安全が大きなテーマとなりました。しかし，どこの国でも，医療の安全は，単に安全対策のみならず，医療の質という，より大きな視点からとらえられています。ところで，安全な医療から医療の質に話題が及ぶと，必然的に EBM の基本概念とつながってくるのです。

The concept of "Value-Based Medicine"

ということで，今日は，まず，この Glasziou 先生の提案を手短に紹介したいと思います．

Paul Glasziou 先生の 6 つの提案

最初に，臨床医としての疑問を定式化するという EBM のステップ 1 の前にステップ 0 があるだろう，と提案されています．言い換えると，臨床現場では uncertainty に常に直面しているということを忘れないようにしようということです．

2番目に，本日の話題でもある overdiagnosis に関してきちんと取り組むことが EBM の今日的な課題である，と提案しておられます．

3番目が shared decision making の中での EBM の役割です．医師としてどういう Practice (実践) をするかが問われていますが，診療の現場で患者さんと向き合っていろいろ話し合うときに shared decision making の中で EBM が活きてくる，ということを改めて提案されています．

4番目ですが，EBM では薬物の効果に関する研究が多いのですが，薬物以外の様々な介入についても EBM の視点で検討するべきであること，

5番目は，臨床現場の laboratory というのですが，EBM の考え方を根付かせるための工夫として，labo を作るようなイメージで実践的な問題を明確にしていこう，と提言されています．

6番目は，ここ 10 数年 EBM に関して言われていることですが，RCT (Randomaized Congtrolled Trial) あるいは RCT のメタアナリシスが最も強いエビデンスであると喧伝されているが，RCT がすべてであるという考え方だけで EBM を進めるのは今後難しいのではないか．Big data とかいわれていますが，現場で行われていることをきちんとしたエビデンスにまとめあげていく仕組みを，電子カルテの活用なども含めて普及させ，EBM のデータとして使えるようにすることが重要である，と提案されています．以上が，Glasziou 先生による 6 点の recommendation です．このような提案からも，過剰医療の課題に取り組むことが，EBM の今日的課題である，ということがお分かりいただけると思います．

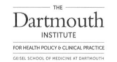

Box 1　BMJ: 29 May, 2012　過剰診断防止国際会議

BMJ 2012;344:e3502 doi: 10.1136/bmj.e3502 (Published 29 May 2012)　Page 1 of 6

FEATURE

Quoted in JJQSH(*) : 30 June, 2012
(Japanese Journal of Quality & Safety in Healthcare)

MEDICALISATION

Preventing overdiagnosis: how to stop harming the healthy

Evidence is mounting that medicine is harming healthy people through ever earlier detection and ever wider definition of disease. With the announcement of an international conference to improve understanding of the problem of overdiagnosis, **Ray Moynihan**, **Jenny Doust**, and **David Henry** examine its causes and explore solutions

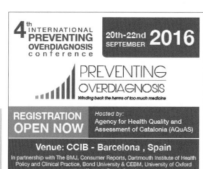

Box 2　BMJ: 29 May, 2012　過剰診断防止国際会議

THE Dartmouth INSTITUTE
FOR HEALTH POLICY & CLINICAL PRACTICE
GEISEL SCHOOL OF MEDICINE AT DARTMOUTH

過剰診断防止
September, 2013, Dr. Takahiro Higashi, MD, PhD, Editorial Board of JGIM from Japan, attended the 1st Preventing Overdiagnosis Conference at the Dartmouth Institute, NH, USA

4th INTERNATIONAL PREVENTING OVERDIAGNOSIS conference　20th-22nd SEPTEMBER 2016

PREVENTING OVERDIAGNOSIS
Winding back the harms of too much medicine

REGISTRATION OPEN NOW

Hosted by: Agency for Health Quality and Assessment of Catalonia (AQuAS)

Venue: CCIB - Barcelona, Spain

In partnership with The BMJ, Consumer Reports, Dartmouth Institute of Health Policy and Clinical Practice, Bond University & CEBM, University of Oxford
preventingoverdiagnosis.net

The concept of "Value-Based Medicine"

経緯

　私は，2013 年 12 月に，本コンソーシアムで本日と同様のお話をしました．その後の情報を提供できれば皆様に何がしかの参考になるのではないかと思います．

　与えられた表題は「Value-Based Medicine のコンセプト」ですが，その要点を，私なりにこれから述べたいと思います．副題は，EBM が始まった 30 年前から進化して，2015 年の現在，EBM の基本的な考え方は，この Value-Based Medicine というコンセプトに行きついているのではないかという意味で，「進化する Evidence-Based Medicine の現在形」としました．

　私にとっては，BMJ の 2012 年論文を「医療の質・安全学会誌」に紹介したのがこのテーマに取り組んだ端緒です **(Box 1)**．**Box 2** は，この BMJ 論文で紹介されていた過剰診断防止国際会議の概要です．2013 年 9 月に，Bond 大学，BMJ, Consumer Reports の主催で，第 1 回過剰診断防止国際会議が Dartmouth 大学で開催されました．**Box 3，4** に Choosing Wisely – Japan(CW-J) の経緯を示します．

　2013 年 12 月に「過剰診療 - 何が問題か，どう解決するか」と題して，私は，このジェネラリスト教育コンソーシアムで講演しました．私が総合診療の領域との関連で，米国の SGIM に参加している中で，W. Levinson 先生と懇意になりました．偶然，彼女がカナダの Choosing Wisely (Choosing Wisely – Canada) の代表であることが分かり，2014 年 6 月に W. Levinson 教授の主宰で行われた「第 1 回 Choosing Wisely 国際円卓会議 (アムステルダム)」に参加することになりました．

　アジア太平洋を含む 10 か国の代表が参加，2 日間の集中討議を行いました．2014 年 11 月には「医療の質・安全国際フォーラム 2014 in Tokyo」が，第 9 回医療の質・安全学会学術集会と併催され，J. Doust 教授 (Bond 大学)，W. Levinson 教授 (Toronto 大学) のビデオ講演が行われました．

　2015 年 1 月には，私と徳田安春先生達が「Choosing Wisely Korea 国際シンポジウム」に招待されましたが，高麗大学 Ahn 教授 (公衆衛生学) の主宰で，2 日間，講演とワークショップを通じて熱心な討論が行われました．

　2015 年 6 月には，第 2 回国際円卓会議 (ロン

Box 3　Choosing Wisely – Japan(CW-J)：経緯 1

- 2013 年 9 月：「第 1 回過剰診断防止国際会議 (Dartmouth 大学)」
- Dartmouth 大学，Bond 大学，BMJ, Consumer Reports が主催
- 2013 年 12 月：「過剰診療 - 何が問題か，どう解決するか」
- ジェネラリスト教育コンソーシアム講演，2014 年 1 月，GPEP で同主旨の講演
- 2014 年 6 月：「第 1 回国際円卓会議 (アムステルダム)」
- Choosing Wisely Canada の W. Levinson 教授が主宰
- アジア太平洋を含む 10 か国の代表が参加，2 日間の集中討議
- 2014 年 9 月：「第 2 回過剰診断防止国際会議 (Oxford 大学)」
- 2014 年 11 月：「医療の質・安全国際フォーラム 2014 in Tokyo」
- 第 9 回医療の質・安全学会 学術集会と併催
- J. Doust 教授 (Bond 大学)，W. Levinson 教授 (Toronto 大学) のビデオ講演

Box 4　Choosing Wisely – Japan(CW-J)：経緯 2

- 2015 年 1 月：「Choosing Wisely Korea 国際シンポジウム」
- 高麗大学 Ahn 教授 (公衆衛生学) 主宰、2 日間の講演とワークショップ
- 2015 年 6 月：「第 2 回国際円卓会議 (ロンドン)」
- 参加国 14 か国、2 日間の集中討論
- 2015 年 9 月：「過剰診断防止国際シンポジウム (NIH 米国)」
- 2015 年 11 月：「CW-J と Value-based Medicine の新たな展開」
- 第 10 回医療の質・安全学会 学術集会のパネルディスカッション
- 2015 年 12 月：「日本の高価値医療 - High Value Care in Japan -」
- ジェネラリスト教育コンソーシアムで集中討論

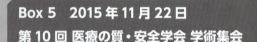

　ドン)」が行われ，参加国14か国，2日間の集中討論が行われました．日本からは，徳田安春先生が参加されました．

　2015年9月には第3回の「過剰診断防止国際シンポジウム(NIH 米国)」が開催されました．

　2015年11月には「CW-J と Value-based Medicine の新たな展開」と題したパネルディスカッションが第10回医療の質・安全学会 学術集会の企画として行われ，わが国医療界のリーダーのあいだにも少なからぬ印象が広がりました．そして，2015年12月，本日，「日本の高価値医療 - High Value Care in Japan - 」ジェネラリスト教育コンソーシアムで集中討論が行われる，という状況です．**Box 5** に，2015年11月22日の第10回 医療の質・安全学会 学術集会でのパネルディスカッションの概要を示しました．

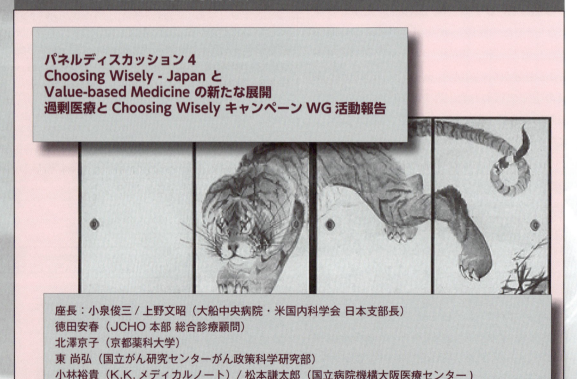

Box 5　2015年11月22日
第10回 医療の質・安全学会 学術集会

パネルディスカッション 4
Choosing Wisely - Japan と
Value-based Medicine の新たな展開
過剰医療と Choosing Wisely キャンペーン WG 活動報告

座長：小泉俊三／上野文昭（大船中央病院・米国内科学会 日本支部長）
徳田安春（JCHO 本部 総合診療顧問）
北澤京子（京都薬科大学）
東 尚弘（国立がん研究センターがん政策科学研究部）
小林裕貴（K.K. メディカルノート）／松本謙太郎（国立病院機構大阪医療センター）

The concept of "Value-Based Medicine"

Choosing Wiselyは，医療職のプロフェッショナリズムの立場から運動を展開しているのが特徴

　コストの話は非常に微妙なので，注意しなくてはなりません．この活動はコスト削減が主眼ではありません**(Box 6)**．数年前，行政が，医療費を減らしたいために「適正医療」という用語を使い，行政的な縛りをかけようとしましたが，この活動はそれとは異なります．

　もう一つは，現代医療を断定的に全否定する医療無用論とは，その基本的な姿勢を異にしています．近藤誠氏とは混同されたくありません（笑）．近藤誠氏の著作では，欧米の臨床研究も多く引用されており，EBMの手法も積極的に援用して医療の有効性の問題に言及されていますが，いつの間にか論旨が微妙に移動し，断定的に現代医療を切って捨てています．その断定的な語り口で，結構，多くの読者を獲得していますが，私達もこの近藤理論との違いを医療職の間でも確認し，一般の人たちにも理解していただく努力をしないと，過剰医療の行き過ぎを戒めるChoosing Wiselyのキャンペーンと，近藤誠氏の唱える医療無用論との見分けがつかなくなります．私達は，Choosing Wiselyが，一刀両断に現代医療を切って捨て，それで問題が解決したとする医療無用論の論法とは，そのアプローチが基本的なところで異なることを分かり易く示していきたいと思っています．

　徳田先生がおっしゃるように，Choosing Wiselyは，医療職のプロフェッショナリズムの立場から運動を展開しています．米国の内科専門医機構財団（American Board of Internal Medicine Foundation）が始めたこのChoosing Wiselyキャンペーンは，2002年に発表された「新ミレニアムにおける医のプロフェッショナリズム：医師憲章」**(Box 7)**の発展なのです．この「新ミレニアム憲章」をもとに毎年シンポジウムを開催していく中で，Choosing Wiselyの活動が生まれました．ご存知の方も多いと思い

Box 6　コスト削減を主眼としてはいない！

注意点：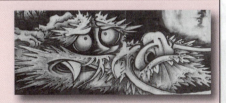

その1：コスト削減を主眼としてはいない．行政用語の「適正医療」とは、似て非なるものである

その2：現代医療を断定的に全否定する医療無用論とは，その基本的な姿勢を異にする

The concept of "Value-Based Medicine"

ますが,「新ミレニアム医師憲章」は,患者さんのことを第一に考える.患者さんの自律性を尊重する.そして社会的に公正な医療を行うという3大項目がその骨子です.憲章発表後の年次シンポジウムで,この Choosing Wisely ということばが最初に用いられたのが 2011 年で,**Box 8** にあるような企画だったようです.この企画の planning committee には,先に述べた W.Levinson 先生の名前もあります.北米では,国としては米国とカナダは別ですが,学術の世界ではあまり国境はありません.

Box 7 新ミレニアムにおける医のプロフェッショナリズム:医師憲章

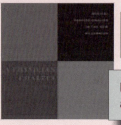

MEDICAL PROFESSIONALISM IN THE NEW MILLENNIUM: A PHYSICIAN CHARTER

by the ABIM Foundation, American College of Physicians Foundation and the European Federation of Internal Medicine (2002)

Fundamental Principles
Principle of primacy of patient welfare. The principle is based on a dedication to serving the interest of the patient. Altruism contributes to the trust that is central to the physician-patient relationship. Market forces, societal pressures, and administrative exigencies must not compromise this principle.
Principle of patient autonomy. Physicians must have respect for patient autonomy. Physicians must be honest with their patients and empower them to make informed decisions about their treatment. Patients' decisions about their care must be paramount, as long as those decisions are in keeping with ethical practice and do not lead to demands for inappropriate care.
Principle of social justice. The medical profession must promote justice in the health care system, including the fair distribution of health care resources. Physicians should work actively to eliminate discrimination in health care, whether based on race, gender, socioeconomic status, ethnicity, religion, or any other social category.

Harold C. Sox, MD, then editor of Annals of Internal Medicine, wrote, "I hope that we will look back upon its (the Charter's) publication as a watershed event in medicine."

Box 8

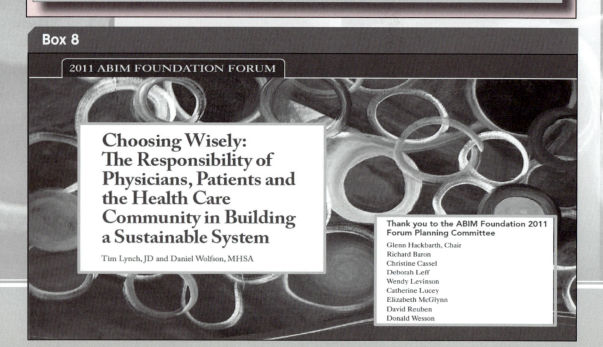

The concept of "Value-Based Medicine"

　Box 9 は，みなさんご存知の Choosing Wisely のホームページです．有名な「5つのリスト」を各学会に提出してもらうことを提言したのは，Box 10 の Howard Brody 先生です．医療倫理の専門家でテキサス大学教授です．これに呼応した SGIM(Society of General Internal Medicine;(米国)総合内科学会)の "Top five list" が Box 11 です．

Box 9　Choosing Wisely のホームページ

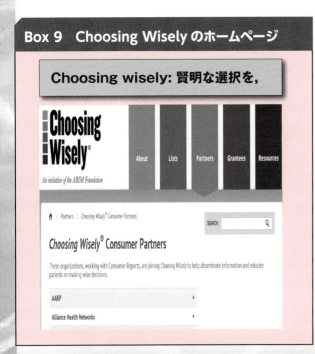

Box 10　Choosing Wisely のホームページ

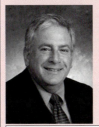

Howard Brody, M.D., Ph.D.
Director, Institute for the Medical Humanities
Professor, Family Medicine
The University of Texas Medical Branch at Galveston

History of "TOP FIVE LIST"

- 2002: Medical professionalism in the new millennium: a Physician Charter (ABIM-F)
  - Responsibility: to promote health equity when some health resources are scarce
- 2010: Howard Brody
  - recommended that medical specialty societies, being stewards of a field, ought to publish a list of five things which they would like changed in their field and publicize it to their members
- 2011: National Physicians Alliance
  - tested a project in which it organized the creation of some "top 5 lists"

Box 11　【参考】SGIM's "Top five list"

1. Don't recommend daily home finger glucose testing in patients with Type 2 diabetes mellitus not using insulin.
2. Don't perform routine general health checks for asymptomatic adults.
3. Don't perform routine pre-operative testing before lowrisk surgical procedures.
4. Don't recommend cancer screening in adults with life expectancy of less than 10 years.
5. Don't place, or leave in place, peripherally inserted central catheters for patient or provider convenience.

The concept of "Value-Based Medicine"

Box 12は Choosing Wisely – Japan の「List of 5」です．このリストは，先日，「保健医療2035」京都シンポジウム(2015年12月4日)でも，座長の渋谷健司先生(東京大学国際保健政策学教授)により紹介されました．

Box 12　List of 5 from Choosing Wisely - Japan

1. Don't recommend PET-CT cancer screening for asymptomatic adults.
2. Don't recommend tumor marker screening for asymptomatic adults.
3. Don't recommend MRI brain screening for asymptomatic adults.
4. Don't perform routine abdominal CT for non-specific abdominal pain.
5. Don't place urinary catheters for provider convenience.

「保健医療2035」京都シンポジウム(2015年12月4日)でも渋谷健司(東京大学国際保健政策学教授)座長により紹介

Box 13は，昨年アムステルダムで行われた「Choosing Wisely 国際円卓会議」(June 11～June 12, 2014) の会議場の様子です．このときどういう用語が適切か，が話題になりました**(Box 14)**．ここに示したようにさまざまな関連用語についての討論が行われました．

この会議の様子が，昨年のBMJ(2014年7月3日号)に，「医師は，有害な医療の過剰利用を，世界規模で減少させうるか?」というまとめの記事として掲載されました**(Box 15)**．

先に Choosing Wisely キャンペーンはプロフェッショナリズムに基づく医師の自発的

Box 13　Choosing Wisely 国際円卓会議 June 12, 2014

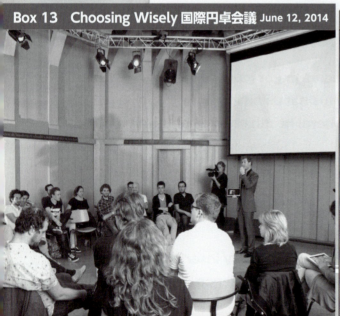

Box 14　関連用語についての討論

choosing wisely	賢明に選択する	選択する主体は医療職/患者・市民のいずれも可
waste	無駄	無駄をなくす→倹約する、との語感あり
Low value care	低価値医療	費用の割に患者にとっての有用性が低い医療「過剰医療」を意味する現時点での標準的な用語(米国)
cost saving	費用を節約	医療費節減のイメージが強く出る

Lean Health Care: 無駄がなく、引き締まった、との語感あり
(保健医療2035 シンポジウムで山崎繭加氏発言)

な運動であることを強調しましたが，W.Levinson 先生は，最近 Understanding Medical Professionalism (McGraw-Hill Education ／ 2014) という本も共著で刊行されています **(Box 16)**.

Box 15 「医師は，有害な医療の過剰利用を，世界規模で減少させうるか？」

FEATURE

SHARED DECISION MAKING

Can doctors reduce harmful medical overuse worldwide?

A US campaign to help doctors decide which interventions are often unnecessary and wasteful is catching on worldwide, reports **Richard Hurley**

Richard Hurley *deputy magazine editor*

The BMJ, London, UK

The Choosing Wisely campaign began in the United States in 2012, founded by the American Board of Internal Medicine (ABIM) Foundation. It helps specialists to agree lists of

Levinson, professor at the University of Toronto's school of medicine and the chair of newly launched Choosing Wisely Canada.

Box 16 Advocating for Professionalism:

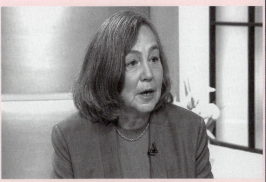

· by American Board of Internal Medicine
Foundation and Wendy Levinson

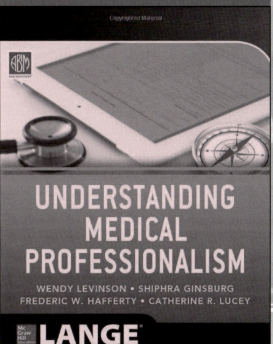

Box 17　EBM（根拠に基づく医療）

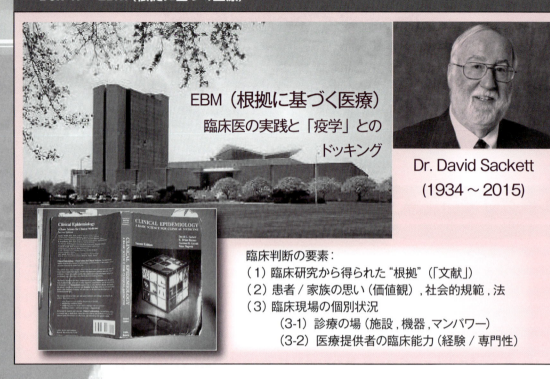

Value-Based Medicine 概念の提唱と浸透

　EBMの創始者Sackett先生(Box 17)は，2015年にお亡くなりになられましたが，EBMについてはBox 18のような3つの輪を使って比喩的に語られていました．Evidence(文献的根拠), Clinical Expertise(臨床家の技量や診療環境), Patient Value(患者の価値観)の3つの輪が重なっている図は，たいへん有名で，皆さんもよくご存知と思います．もう少し詳しくこの3つの要素間の関係を見ていくと，この3つの輪の背後に，もう一つの輪，即ちLocal Contextがあるとする考え方もあります．私は，Box 19のように，大きな社会的コンテクストの中に，部分的に重なり合う2つの同心円があると考えると，現在，地域包括ケアで重視されている患者の心理・社会面への配慮や多職種協働／チーム医療のコンセプトを整合的に示すことができるのではないかと思っています．

　Box19の図では，赤と青の輪があります．青が患者さんと患者さんを取り巻くさまざまの要因，赤が医師をはじめとする医療提供者側の要因で，医学研究の成果としての文献的エビデンスもここに含まれます．この2つの輪が重なっているところが，医療職と患者が出会う診療現場です．患者さん側の要因も身体システムに関する要因に始まり，一人の人間としての要因，地域社会に生きている人間としての要因というふうに広がりがあります．一方医療職側も，医師個人のみならず，チーム医療の担い手としてのさまざまの医療職があり，その先に研究的役割を担う医療職が努力して生み出した文献的evidenceがある．このような階層構造を持った医療提供者側と医療の受け手側が出会う場が医療の現場であり，Shared Decision Makingが成立する場でもある，と

Box 18

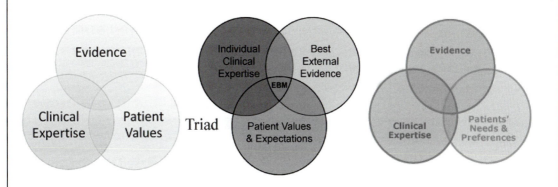

いう構造になっています．その全体が社会的なコンテキストの中でで動いている．このようなイメージで，今日の進化したEBMを捉えることができるのではないかと思っています．

Box 19

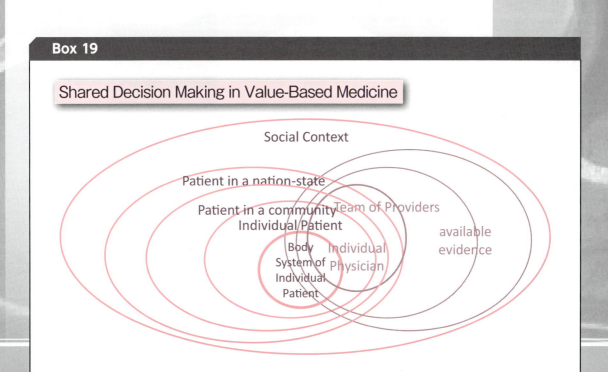

The concept of "Value-Based Medicine"

　　Box 20 は Michael Porter 先生の写真です．Box 21 は，彼が作成した，Value-based medicine の原則を示す公式です．Michale Porter 先生の翻訳書も刊行されています．今日は，Michael Porter 先生の論点を詳しく紹介する時間がありませんが，(Box 22) 参考文献や関連情報を Box 23 〜 25 に示しておきます．

Box 20 Michael Porter

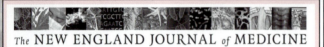

The New England Journal of Medicine — Perspective, December 23, 2010
Michael Porter
What Is Value in Health Care?
Michael E. Porter, Ph.D.

$$\text{Patient Value} = \frac{\text{Health Outcomes}}{\text{Cost}}$$

Box 21

Principles of Value-Based Health Care Delivery

- The overarching goal in health care must be **value for patients**, not access, cost containment, convenience, or customer service

$$\text{Value} = \frac{\text{Health outcomes}}{\text{Costs of delivering the outcomes}}$$

– Outcomes are the **health results that matter for a patient's condition** over the care cycle
– Costs are the **total costs of care for a patient's condition** over the care cycle

Box 23

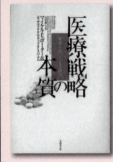

『医療戦略の本質――価値を向上させる競争』
Porter, Micheal E.; Teisberg, Elizabeth Olmstead

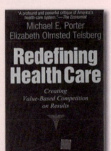

2006 Redefining Health Care, Harvard Business Press ＝ 20090615 山本 雄士 訳, 日経BP社, 640p.

Box 23

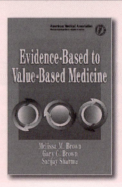

- About the Author
- Melissa M. Brown, MD, MN, MBA Director
- Gary C. Brown, MD, MBA Co-Director
- Center for Value-Based Medicine, Jefferson Medical College
- Leonard Institute of Health Economics at the University of Pennsylvania.

The concept of "Value-Based Medicine"

Box 24

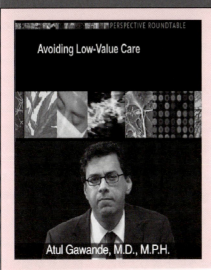

Perspective Roundtable:
Avoiding Low-Value Care

The enormous cost of health care in the United States has inspired new efforts to assess the true value of commonly provided services. Carrie Colla, Scott Halpern, and Bruce Landon discuss decision making regarding low-value care in a video roundtable moderated by Atul Gawande.

N Engl J Med 2014; 370:e21 April 3, 2014 DOI: 10.1056/NEJMp1401245

Box 25

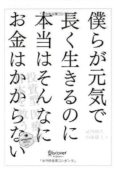

武内和久（たけうち かずひさ）
　1971年生まれ（福岡県出身）1994年，東京大学法学部卒業後，厚生省（現厚生労働省）に入省して以降，医療・福祉・年金など社会保障政策の企画立案に携わる．
　厚生労働省大臣官房，政策統括官，医政局，在英国日本国大使館一等書記官等を経て，現在，民間企業在籍中．共著書に『公平・無料・国営を貫く英国の医療改革』（2009年集英社）．

山本雄士（やまもと ゆうじ）
　1974年札幌市生まれ．1999年東京大学医学部を卒業後，同付属病院，都立病院などで循環器内科，救急医療などに従事．2007年 Harvard Business School 修了．科学技術振興機構フェロー，（株）キャピタルメディカ最高医療責任者，慶應義塾大学クリニカルリサーチセンター客員准教授，内閣官房企画調査官などを歴任．現在，（株）ミナケア代表取締役，ソニーコンピュータサイエンス研究所リサーチャーを兼任．ヘルスケア全体のマネジメントを中心に，政策提言や講演活動を国内外で行う．また，教育活動として山本雄士ゼミを主宰している．日本内科学会認定内科医，日本医師会認定産業医．訳書に『医療戦略の本質』（マイケル・E・ポーターら著，2009，日経BP社）

The concept of "Value-Based Medicine"

W.Levinson 先生のビデオメッセージ

　ここでは，2014 年 11 月に「医療の質・安全国際フォーラム 2014 東京」における W. Levinson 先生のビデオ講演を，みなさんに見ていただきたいと思います．

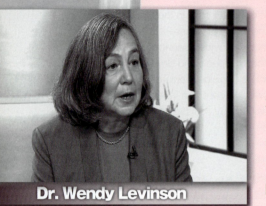

Dr. Wendy Levinson

　　　以下，ビデオ講演の内容：

　　日本のみなさん，今日は Choosing Wisely(キャンペーン)についてお話しします．

　　これは米国で始まり，私たちが実行し，いま世界中に広がりつつあります．ご存知のように世界中で医療費が上昇し，誰もが懸念しており，世界各国の政府もなんとかこの上昇カーブを曲げられないか苦心しています．ここで注目すべきは，単にどれだけの費用が医療に使われているかというだけではありません．重要なのは，カーブがどのように上昇しようとも，医療費が価値のない医療に使われているということです．たとえば病院の外来で，検査を繰り返してしまうことです．しかし本当に大きな無駄の楔(くさび)は，過剰治療と呼ばれるものです．私は，過剰診断と過剰治療(の両方)と思いますが，米国の IHI (Institute for Healthcare Improvement；米国医療改善研究所)の推測では，提供される医療の 30％は患者の診療に何の価値も与えていません．もちろん私たち医師は，毎朝，価値のない不必要な検査をしようとして仕事を始めるわけではありません．ではどうしてそのようなことになるのでしょうか．それには複数の要因があります．患者さんがしてほしいとか，患者さんはあれやこれや心配だとか，近所の人が MRI 検査を受けたから自分も受けたいとか言ってきます．私たちはそれに応じようとしてしまいます．新しい検査はよい，医師であっても患者であっても，私たちは新しいテクノロジーには価値があると思っています．患者さんに，なぜ検査が必要ないかを説明するのは，ときに難しいことです．実際のところ医師は忙しいので，チェック項目に印をつけて検査をするほうが，検査が必要ないことを説明することよりも手っ取り早いのです．専門医に紹介しようとすると専門医は，検査をしなければならないと言ってきます．私たちの国では，家庭医は検査をしないと専門医に紹介できないのです．一方，スペシャリストは，前医の希望があるから検査をするのだと言います．この問題に対しては，スペシャリストとジェネラリストの対話が必要です．北米では医師は訴訟を恐れるため種々検査をすることがあります．特に救急外来で顕著です．また経済的インセンティブも問題です．私の国でも，たとえ重要でない検査であっても，多くの検査を行うほど支払われる医療費は多くなるのです．最後に最も重要なことですが，私たちは臨床を始めた最初の段階で，検査をオーダーする仕方を学ぶのです．こういう患者さんを診たら，かならずこういう検査をするという臨床のやりかたは，深く身についてしまっています．私たちの研究で，その習慣は一生続くことが証明されています．

The concept of "Value-Based Medicine"

　Choosing Wisely Canada は，医師と患者が不必要な検査，治療，手技について，じっくり話し合い，賢い選択をするキャンペーンです．私たちは，医師と患者たちの間で，ほんとうの相互交流が最も重要であると考えています．どんな場合に検査が必要か，必要でないか，またどういうときに害が生じるのか，などについてじっくり話し合ってほしいのです．このキャンペーンのエッセンスは，こうした対話を作りだすことにあります．先に述べたように，このキャンペーンは 2012 年に米国で始まりました．現在すでに 70 以上の学会が参加しています．私たちは 2 年遅れて 2014 年にオンタリオ州で始めましたが，今ではカナダ全体に広がっています．そしてさまざまな国に広がりつつあります．私たちは各学会に対して，使い過ぎ，無駄について，明快かつ最新の科学的用語で 5 つの検査，手技についてリストを作成することを求めました．そこで各学会はそれぞれの専門領域でよく用いられる 5 つの手技をリストアップしました．その 1 例では，American College of Physicians の場合，単純な失神があったとき，神経学的診察で問題のない患者を評価するのに，CT，MRI などの画像診断は行わないと述べています．また American Academy of Family Physicians は，red flag sign がない限り，腰痛に対して画像診断は行わないと述べています．このような推奨の数はすでに，米国で 300 以上となっています．対象は私たちが日常ルーチンに実施する検査です．しかしこれは対話なので，患者さんにも参加してもらう必要があります．そこで Choosing Wisely の Web サイトには，たくさんの患者用の指標が掲載されています．患者用パンフレットでは，腰痛で本当に画像診断が必要なのはどういうときかを説明し，最後に，検査や特別の治療法なしで腰痛を治す方法について情報を提供しています．このようなパンフレットはたくさんあり，米国では英語とスペイン語で，カナダでは英語とフランス語で配布されています．今，多くの国々で Choosing Wisely のキャンペーンが広がっています．今年（2014 年）のアムステルダムの会議では，日本からも参加していただきました．また，オーストラリア，イタリア，オランダも参加しました．イタリアでは slow medicine と呼んでいます．このように世界中でこの運動は盛り上がっています．もちろん推奨するだけでなく，実行することが重要です．推奨すること自体は重要ですが，実際に行う必要があります．北米では実地診療に取り込もうとする例があります．Choosing Wisely の推奨内容が電子オーダーリングシステムに組み込まれています．たとえば医師が，ベンゾジアゼピンを 65 歳以上の患者に処方しようとすると，米国老年学会の推奨がポップアップし，この患者には禁忌であることを示します．この年齢層の患者には，よい結果を生むより害が大きいことを教えてくれるのです．ある病院では約 150 項目の Choosing Wisely の推奨項目が電子オーダーリングシステムに組み込まれています．こうした取り組みが北米各地で行われているのです．

　さらに医学教育のうえでも，動きがあります．私たちは研修を始めたときに，臨床のやり方を身につけてしまいます．しかし，現在，北米では研修中の医師が除外診断を

The concept of "Value-Based Medicine"

行う際に，たくさんのことをやればよいという考えを，適切な検査を選び出すという考え方に変える大きな流れがあります．

最後に日本の皆さんはすでに，「あなたの医療，ほんとはやりすぎ？ Less is More」（ジェネラリスト教育コンソーシアム編集，尾島医学教育研究所，2014）という本を刊行しています．すばらしい取り組みだと思います．Choosing Wisely が日本で発展するように期待しています．

Contents
1. Editorial
   Editorial: Appropriate Medicine and Appropriate Care／徳田安春
   ジェネラリスト教育コンソーシアム設立趣意書
   Japanese Consortium for General Medicine Teachers
2. Recommendation
   提言：あなたの医療，ほんとはやり過ぎ？〜過ぎたるはなお及ばざるが如し〜
   Choosing wisely in Japan—Less is More／徳田安春
   Case Study　Too much medicine—元腎臓内科専門医の悩み／杉本俊郎
   全体討論　The whole debate on Choosing wisely／徳田安春
3. Lecture&Workshop
   Lecture 1　過剰診療：何が問題か，どう解決するか／小泉俊三
   Lecture 2　がん検診での overdiagnosis／名郷直樹
   Workshop　「Choosing wisely」ってどういうこと？／川尻宏昭
4. Special Articles
   1：米国アレルギー・喘息・免疫学会／杉田周一・金城光代
   2：米国家庭医療学会／宮崎　景
   3：米国緩和医療学会／東　光久
   4：米国神経学会／黒川勝己
   5：米国眼科学会／黒川勝己
   6：米国耳鼻咽喉科—頭頸部外科学会／杉田周一・金城光代
   7：米国小児科学会／児玉和彦
   8：米国心臓病学会／宮崎　景
   9：米国産婦人科学会／本田美和子
   10：米国内科学会／東　光久
   11：米国放射線医学会／本村和久
   12：米国リウマチ学会／杉本俊郎
   13：米国消化器病学会／仲里信彦
   14：米国老年医学会／本田美和子
   15：米国臨床病理学会／原　穂高
   16：米国臨床腫瘍学会／東　光久
   17：米国心エコー図学会／水野　篤
   18：米国腎臓学会／杉本俊郎
   19：米国心臓核医学会／水野　篤
   20：米国泌尿器科学会／安藤高志
   21：米国脈管学会／水野　篤
   22：米国心血管 CT 学会／水野　篤
   23：米国病院医学会—成人病院医学／仲里信彦
   24：小児病院医療／児玉和彦
   25：米国核医学・分子イメージング学会／本村和久
   26：米国胸部外科学会／砂川恵伸
5. Interview
   Choosing Wisely の根幹はプロフェッショナリズムである
   UCSF (University of California, San Francisco)
   Mitchell Feldman 副学寮長に聞く

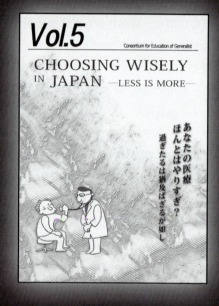

ジェネラリスト教育コンソーシアム
第 5 巻
Choosing wisely in Japan
— Less is More
編集：徳田安春

展望

　最後に，私達の Choosing Wisely キャンペーンのこれからの展望について，一言，付け加えます．

1）2015 年 4 月に「医療の質・安全学会」内にワーキング・グループが設立され，現在，7 人の委員で活動しています**(Box 26)**．

Box 26　Choosing Wisely- Japan (CW-J)：展望1

2015 年 4 月：「医療の質・安全学会」内に
ワーキング・グループ設立定例会議開催（これまで 2 回）

Japanese Journal of Quality and Safety in Healthcare
(Vol.9, No. 3, 2014 Summer)
A special issue to address
"Excessive Healthcare"

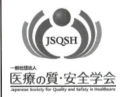
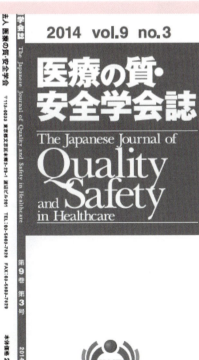

The concept of "Value-Based Medicine"

2）日本プライマリ・ケア連合学会に医療の質・安全委員会（JPCCAT）ができて，プライマリ・ケアの質の評価する仕組み作りが始まっています **(Box 27)**.

3）2016年5月：米国内科学会日本支部でも「ACP-Japan Chapter」：CW-Jを話題として取り上げることが検討されています **(Box 28)**.

4）米国内科学会のサイトを見ると，High-value Careということばが出てきて，さまざ

Box 27　医療の質・安全委員会（JPCCAT）

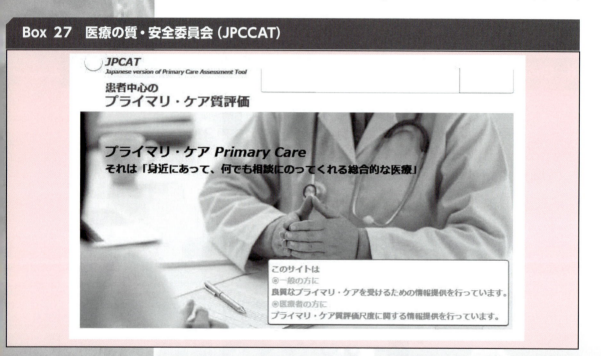

Box 28　2016年5月：米国内科学会日本支部でも「ACP-Japan Chapter」：CW-Jを話題として取り上げることが検討

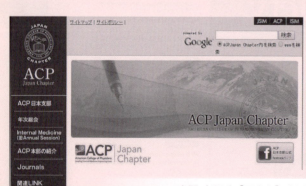 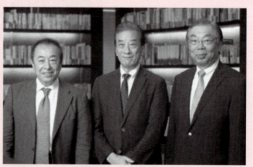

上野 文昭氏【写真左】（大船中央病院特別顧問 /ACP 日本支部支部長）＝司会
黒川 清氏【写真中央】（政策研究大学院大学客員教授 /NPO 法人日本医療政策機構代表理事）
小林 祥泰氏【写真右】（島根大学名誉教授・特任教授 / 小林病院名誉院長）

The concept of "Value-Based Medicine"

まな resource が手に入るようになっています **(Box 29〜32)**．生涯学習の教材にも取り上げられています．また検査をしてほしいという患者さんにどういうふうにアプローチするか，どう説明するか，それぞれの症状ごとにたくさん紹介されています．学生のカリキュラムにも加えられ，登録すればだれでも使用できます．SGIM でも Bottom Line というプロジェクトがあって，さまざまの検査や治療にどれくらいの有効性があるかをドットの数で図示したものもあります **(Box 33)**．

それから 2016 年前半に日本医学会で「医療における賢明な選択」シンポジウムを開催すべく企画中です．若い人たちや医師以外の医療職にはこの話はよく通じるのですが，日本医学会でこのようなテーマを取り上げているということを周知して，考え方の変化が生じることを期待しています．

以上が，現在進行形の Choosing Wisely Japan として行っていることの概要です．

Discussion

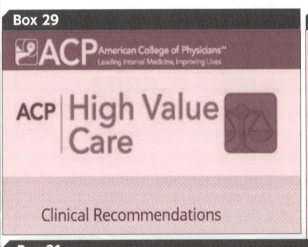

Box 29

Box 30

What is
High Value Care (HVC)?

Helping physicians to provide the best possible patient care.

Simultaneously reducing unnecessary costs to the healthcare system.

Why We Care

Approximately 30% of healthcare costs (more than $750 billion annually) are spent on wasted care.

This wasted care is potentially avoidable and would not negatively affect the quality of care if eliminated.
ACP is committed to doing our part to help bend that cost curve and to reduce the unsustainable financial burdens to our healthcare system.

What We Offer
Healthcare Professionals: Clinical recommendations, physician resources, curriculum and public policy recommendations around this initiative.

Patients: Resources to help patients understand the benefits, harms, and costs of tests and treatments for common clinical issues.

Box 31

CLINICAL GUIDELINE — ACP American College of Physicians, Leading Internal Medicine, Improving Lives

Screening for Cancer: Advice for High-Value Care From the American College of Physicians

Timothy J. Wilt, MD, MPH; Russell P. Harris, MD, MPH; and Amir Qaseem, MD, PhD, MHA, for the High Value Care Task Force of the American College of Physicians*

Background: Cancer screening is one approach to reducing cancer-related morbidity and mortality rates. Screening strategies vary in intensity. Higher-intensity strategies are not necessar... screening intensity threshold at which organizations agree about screening recommendations for each type of cancer and "low value" as agreement about not recommending overly intensive

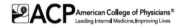

CLINICAL GUIDELINE — ACP American College of Physicians, Leading Internal Medicine, Improving Lives

A Value Framework for Cancer Screening: Advice for High-Value Care From the American College of Physicians

Russell P. Harris, MD, MPH; Timothy J. Wilt, MD, MPH; and Amir Qaseem, MD, PhD, MHA, for the High Value Care Task Force of the American College of Physicians*

Experts, professional societies, and consumer groups often recommend different strategies for cancer screening. These strategies vary in the intensity of their search for asymptomatic lesions and in their value. This article outlines a framework for thinking about the value of varying intensities of cancer screening. The authors conclude that increasing intensity beyond an optimal level leads to low-value screening and speculate about pressures that encourage overly intensive, low-value screening.

Ann Intern Med. 2015;162:712-717. doi:10.7326/M14-2327   www.annals.org
For author affiliations, see end of text.

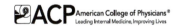

Box 32

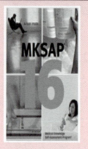

COMMENTARY: SMART TESTING

Better care is the best defense: High-value clinical practice vs defensive medicine

LOIS SNYDER SULMASY, JD
Director, Center for Ethics and Professionalism, American College of Physicians, Philadelphia, PA

unnecessary services that are under the control of physicians, including overuse and misuse of diagnostic testing and treatment. This

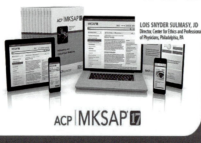

Box 33

THE BOTTOM LINE

November 28, 2012

SGIM — Society of General Internal Medicine

SCREENING FOR LUNG CANCER
CHEST CT FOR LUNG CANCER SCREENING IN SMOKERS

STRENGTH OF EVIDENCE: MODERATE ⊕⊕⊕○

Why is this important?

This is the first large randomized trial of chest CT for lung cancer screening in smokers[1]. Other screening methods (including chest x-ray) have not been shown to reduce lung cancer death.

Facts:

Over 53,000 current (≥ 30 pack years) and former smokers (quit within 15 years), ages 55-74 were randomized to low-dose chest CT or chest x-ray each year for three years. Management of abnormalities was at the discretion of the patient's provider.

Per 1,000 patients screened:

- **WITH CHEST X-RAY**, 160 had an abnormal finding, 35 had lung cancer, and 16 died from lung cancer
- **WITH CT SCAN**, 390 had an abnormal finding, 40 had lung cancer, 13 died from lung cancer, and 8 had clinically important complications (sepsis, respiratory failure, pneumothorax)

Harms were similar in the two groups.

Therefore, for every 1000 patients screened with chest CT instead of chest x-ray, 3 fewer will die from lung cancer.

Lung Cancer Death at 3 Years
Each circle represents 1 person

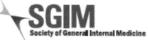

Chest CT
- 13 out of 1000 people will die from lung cancer
- 987 out of 1000 people will not die from lung cancer

Chest X-ray
- 16 out of 1000 people will die from lung cancer
- 984 out of 1000 people will not die from lung cancer

Clinically Important Complications in Patients Screened with CT at 3 Years
Each circle represents 1 person

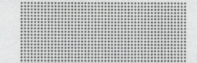

- 8 out of 1000 people will have a complication
- 992 out of 1000 people will not have a complication

The concept of "Value-Based Medicine"

フロア● 思考変容が難しいという，できあがった医師に対するこのキャンペーンの戦略を教えてください．

小泉● 米国医療界でも，検査や手技を優先して行うという意見は多いのです．それに対して何割かは，それに対して「待て」という意見の先生方はいます．とくに大御所の先生に意外とおられて，影響力をお持ちです．循環器では不整脈研究で高名なDr. Bernard Lown も無駄な医療はやめようと発言　しています．日本を振り返ると，そういう先生が何割かいてくれたらよいのですが．

フロア● 欧米との反応の違いは，どこに起因するとお考えですか？

小泉● 日本は明治以来，大急ぎで欧米の優れた学問に catch up してきました．早く輸入して早く追いつくという姿勢でした．わが国の医療は第2次世界大戦でドイツ医学の伝統はいったん途絶え，新しい米国医療が流入してきました．しかし，外国の優れた学問を早く輸入して，早く追いつくという姿勢は，あまり変わらなかったのではないかと思える節があります．特に麻酔科や循環器など，技術の進歩が速い領域では，米国流の新しい専門診療を早く導入する．そしてうまく導入できた人が学会のリーダーになるという構造が今でもあります．Less is more ならぬ More is more の構造が医療界全体を支配しています．

　しかし，検診学会や未病学会に対しても，対話を始めて，ここまではやってもいいが，これ以上は無駄であるという考えが普及することを期待して，少しずつ前進したいと思っています．

フロア● 検診で少しでも異常があったら専門医の受診を勧める施設もあります．それをかかりつけ医に受診するとしてくれれば良いのにと思います．

藤沼● 診療所を経営していて予算立てすると，どう考えても診療報酬だと赤字なんです．それを補てんするものとして，検診を何件以上やるとうまくいくのです．だから検診をやめるには診療報酬を上げるしかありません．私の自治体は，異常があればかかりつけ医に返します．

　私は週1回千葉大学看護学科のファカルティとして勤務しています．看護の領域にはEvidence based Practice の実装という学問分野があります．組織の中に change champion を作る．現場で非常に信頼性があってこの人ならこの試みに乗ってくるだろうという人をいかに見つけるか．この人を見つければ現状は変わるかもしれない．EBP を実践した人とか貢献した人をどう称揚するか．褒めるとか評価するとか工夫しないとまず変わらない．EBM は医師がどう変わるか，ですが，看護は一人が変わっても組織は変わりません．看護師の集団がどう変わるかと考えると，啓発だけでは組織は変わりません．Choosing Wisely も私は一番問題なのは組織単位だと思います．JCHO で実装したとか日赤で実装したとかで広がっていくのが有効なのではないかと思います．

フロア ● 患者サイドにはどうしますか？

藤沼 ● 看護における口腔ケアでは RCT があるようで, Evidence-based のパンフレットを作って患者に見せて私たちはこうしていると説明しています. 抑制に対しても私たちはこうしていると説明しているようです. 基本的に抑制はしないほうがいいという Evidence が集積していますから.

徳田 ● 検診には Harm があることは意外に知られていません. 肺癌検診を受けて結節が見つかって種々手技をうけて, 結局良性であった. その際に検査による合併症を受けたということを強調したいのです. 脳ドックで未破裂の動脈瘤が見つかって, それに対して手術して神経症状を起こす. このような隠された有害事象が軽視されている. メディアの役割も重要です. しかしそこにも陥穽があって, 近藤氏と同一視されても困ります.

フロア ● テレビの人気キャスターや, 評論家を味方に引き込むのがいいです.

藤沼 ● 自治体の検診を受けた際の患者の心理的影響のコホート研究があります. 要は不安という心理的侵襲を与えている可能性が高いというこです. 不安を軽くみるべきではないでしょうね.

Psychological impact of lifestyle-related disease disclosure at general checkup: a prospective cohort study（BMC Fam Pract. 2015 May 14;16:60. doi: 10.1186/ s12875-015-0272-3）

徳田 ● メタボ検診を受けた患者のメンタルヘルスも問題となります. このようなことも Harm に入れるべきと思います.

　本日は, 休憩のあと, 参加者のアンケートを行います. 事前投票で1位は人間ドックにおける CEA とか CA19 -9 など腫瘍マーカーでした. ぜひ行いたいのは**デルファイ法**による集計です. デルファイ法は, 多数の人に同一のアンケート調査を繰り返し, 回答者の意見を収れんさせる方法です.

　そして本日このあとグループワークを行い, 先生方の意見を集約します.

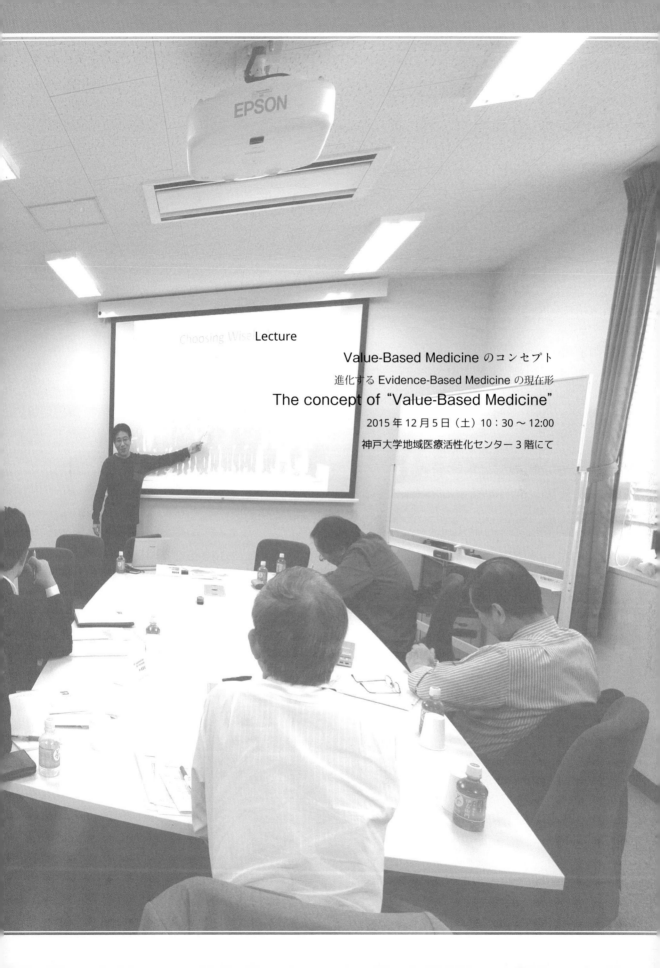

Lecture
Value-Based Medicine のコンセプト
進化する Evidence-Based Medicine の現在形
The concept of "Value-Based Medicine"
2015 年 12 月 5 日（土）10：30 〜 12:00
神戸大学地域医療活性化センター 3 階にて

Workshop

日本の低価値医療－ Low Value Care in Japan

徳 田 安 春
JCHO 本部　総合診療顧問

Workshop

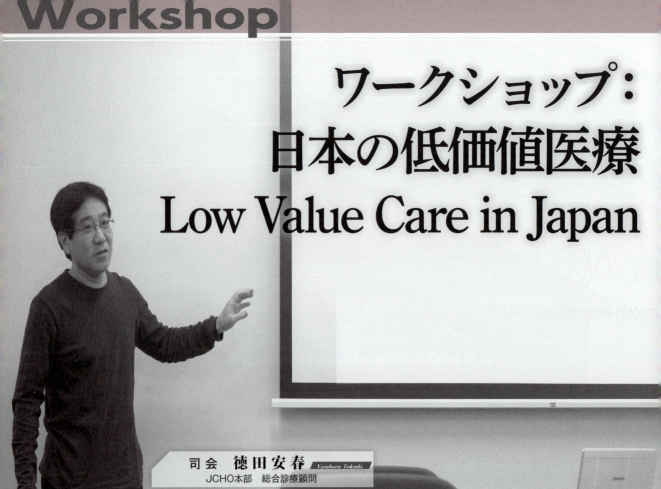

ワークショップ：
日本の低価値医療
Low Value Care in Japan

司会　徳田安春　*Yasuharu Tokuda*
JCHO本部　総合診療顧問

徳田●それでは，ただいまから，「ワークショップ：日本の低価値医療 Low Value Care in Japan」を始めます．

はじめに，事前アンケート結果を **Box 1-a**(当日参加者のみで行われた初回アンケート結果)，**Box 1 b**(当日参加者を含めない初回事前アンケート結果)に示します．当日参加者のみの表と，当日不参加者も含めた全員の表です．

次に，それぞれの「検査やケア」の価値についてdiscussionして，グループごとに低価値医療の理由と点数を挙げてください．

フロア●日本の医療文化にも関係していると思いますが．

徳田●そのとおりです．日本に医療セッティングで考えてください．そしてまた，日本人患者の要因（Patient factor）も考慮してください．今回の検査やケアの価値評価では，医学的適応の「エビデンスがない」場合に行う場合の検査やケアの価値を意味しています．適応の「エビデンスがある」場合にその検査やケアを行うのは当然です．たとえば，レッドフラッグのある腰痛患者への画像検査などです．今回の議論は，ルーチンあるいは医学的適応のエビデンスがないのに検査やケアを行うという場合です．

*A～D グループで discussion 後に点数を記載し終えたところから発表が行われた

Box 1-a(当日参加者のみで行われた初回アンケート結果)

下記の医療介入について低価値 low value と思いますか？

1：まったく思わない〜10：強く思う，の10段階でご回答お願いします.

（注）下記は米国等で低価値医療 low value care とされているものから抽出した項目 (JAMA internal medicine 2014 July；174(7): 1067–1076)，および新規に追加した項目です.

	項目	平均スコア	A	B	C	D	E
A)	術前（非心血管手術）低リスク患者への胸部単純写真	3.8	2	3	5	3	6
B)	術前（非心血管手術）低リスク患者への心エコー	6.6	3	10	10	6	4
C)	術前（非心血管手術）低リスク患者への肺機能検査	5.8	4	5	10	4	6
D)	術前（非心血管手術）低リスク患者への心負荷検査	7.4	3	10	10	4	10
E)	合併症のない急性副鼻腔炎での副鼻腔ＣＴ	8.2	6	10	7	8	10
F)	失神でのルーチン頭部 CT 検査	8.8	8	8	8	10	10
G)	頭痛でのルーチン脳波検査	9.4	9	8	10	10	10
H)	レッドフラッグのない腰痛でのルーチン MRI	9.0	5	10	10	10	10
I)	無症状（脳神経系）での頸動脈エコー	8.6	7	10	8	8	10
J)	無症状（脳神経系）での頸動脈内膜剥離術	9.0	8	10	10	7	10
K)	安定狭心症におけるルーチン心負荷検査	8.4	3	10	9	10	10
L)	安定狭心症における PCI 治療	6.4	3	5	6	8	10
M)	腎血管性高血圧にたいする腎動脈形成術またはステント	6.4	4	5	4	9	10
N)	肺塞栓予防 IVC フィルター（抗凝固薬使用可能ケース）	6.8	3	8	4	10	9
O)	非病的椎体骨折への椎体形成術や後弯矯正術	6.8	9	8	5	3	9
P)	半月板損傷のない OA 患者に対する関節鏡的手術	8.0	5	8	9	8	10
Q)	無症状で医学的適応のないＰＥＴ癌検診	9.6	9	10	10	9	10
R)	無症状で医学的適応のない腫瘍マーカー検査	10.0	10	10	10	10	10
S)	無症状で医学的適応のない MRI 脳ドック検診	9.8	9	10	10	10	10
T)	軽症で軽快傾向の急性腹痛に対する腹部ＣＴ	8.2	3	10	8	10	10
U)	上気道炎・気管支炎・副鼻腔炎（＜１０日）へ抗菌薬	9.6	9	10	9	10	10
V)	外来診療での第３世代経口抗菌薬の処方	9.8	10	10	9	10	10
W)	進行した認知症・寝たきり・食事摂取低下へ胃瘻造設	6.8	3	5	7	9	10
X)	進行した認知症・寝たきり・食事摂取低下へ長期 IVH	8.6	8	5	10	10	10
Y)	中高年男性への PSA 検診	8.8	9	8	9	9	9
Z)	高齢者へのベンゾジアゼピン系鎮静薬の長期投与	8.0	5	8	7	10	10
AA)	高齢者認知症周辺症状への抗精神病薬の長期投与	7.0	7	8	7	6	7
BB)	プロトンポンプ阻害薬の長期投与	6.8	7	5	6	8	8
CC)	入院患者における毎日のルーチン血液検査	10.0	10	10	10	10	10
DD)	原発性骨粗鬆症への毎年の骨密度検査	7.2	8	5	10	8	5
EE)	初回静脈血栓症への hypercoagulability 精査	6.4	5	5	5	10	7
FF)	stage 1–3 の CKD に対する PTH 測定	9.2	8	10	9	9	10
GG)	後期高齢者に対する血糖管理基準が A1c<7%	8.6	6	10	8	10	9
HH)	低リスク高 LDL 血症（10 年予測イベント <7.5%）にスタチン	8.8	8	8	9	9	10
	平均スコア	8.0	6.4	8.1	8.2	8.4	9.1

Workshop

Box 1-b(当日参加者を含めない初回事前アンケート結果)

下記の医療介入について低価値 low value と思いますか？

1：まったく思わない～10：強く思う，の10段階でご回答お願いします．

（注）下記は米国等で低価値医療 low value care とされているものから抽出した項目 (JAMA internal medicine 2014 July；174(7): 1067–1076)，および新規に追加した項目です．

	項目	平均スコア	A	B	C	D	E	F	G	H	I	J
A)	術前（非心血管手術）低リスク患者への胸部単純写真	5.3	2	3	10	8	3	8	5	5	3	6
B)	術前（非心血管手術）低リスク患者への心エコー	7.8	3	10	10	10	10	8	10	7	6	4
C)	術前（非心血管手術）低リスク患者への肺機能検査	7.6	4	5	10	10	10	7	10	10	4	6
D)	術前（非心血管手術）低リスク患者への心負荷検査	8.5	3	10	10	10	10	8	10	10	4	10
E)	合併症のない急性副鼻腔炎での副鼻腔CT	8.4	6	10	10	10	8	7	5	8	10	10
F)	失神でのルーチン頭部 CT 検査	8.6	8	8	5	10	9	8	10	10	10	8
G)	頭痛でのルーチン脳波検査	9.6	9	8	10	10	10	9	10	10	10	10
H)	レッドフラッグのない腰痛でのルーチン MRI	8.5	5	10	1	10	10	9	10	10	10	10
I)	無症状（脳神経系）での頸動脈エコー	8.6	7	10	10	10	9	9	8	5	8	10
J)	無症状（脳神経系）での頸動脈内膜剥離術	8.4	8	10	5	10	10	7	10	7	7	10
K)	安定狭心症におけるルーチン心負荷検査	7.9	3	10	5	10	10	7	9	5	10	10
L)	安定狭心症における PCI 治療	6.9	3	5	5	10	9	8	6	5	8	10
M)	腎血管性高血圧にたいする腎動脈形成術またはステント	6.2	4	5	5	8	6	8	4	3	9	10
N)	肺塞栓予防 IVC フィルター（抗凝固薬使用可能ケース）	7.8	3	8	10	10	9	8	4	7	10	9
O)	非病的椎体骨折への椎体形成術や後弯矯正術	6.6	9	8	2	10	9	8	5	3	3	9
P)	半月板損傷のない OA 患者に対する関節鏡的手術	7.9	5	8	10	8	9	7	9	5	8	10
Q)	無症状で医学的適応のない PET 癌検診	9.1	9	10	10	10	10	8	10	5	9	10
R)	無症状で医学的適応のない腫瘍マーカー検査	9.9	10	10	10	10	10	10	10	10	9	10
S)	無症状で医学的適応のない MRI 脳ドック検診	9.5	9	10	10	10	10	9	10	7	10	10
T)	軽症で軽快傾向の急性腹痛に対する腹部 CT	8.4	3	10	10	10	10	7	10	5	9	10
U)	上気道炎・気管支炎・副鼻腔炎（＜10日）へ抗菌薬	9.2	9	10	10	10	9	9	5	10	10	10
V)	外来診療での第 3 世代経口抗菌薬の処方	9.8	10	10	10	10	10	9	10	9	10	10
W)	進行した認知症・寝たきり・食事摂取低下へ胃瘻造設	7.0	3	5	10	7	8	6	7	5	9	10
X)	進行した認知症・寝たきり・食事摂取低下へ長期 IVH	8.4	8	5	10	7	9	8	10	7	10	10
Y)	中高年男性への PSA 検診	8.2	9	8	10	10	7	6	9	5	9	9
Z)	高齢者へのベンゾジアゼピン系鎮静薬の長期投与	8.0	5	8	10	9	8	8	7	5	10	10
AA)	高齢者認知症周辺症状への抗精神病薬の長期投与	7.5	7	8	10	8	8	9	7	5	6	7
BB)	プロトンポンプ阻害薬の長期投与	7.5	7	5	10	9	9	8	6	5	8	8
CC)	入院患者における毎日のルーチン血液検査	9.8	10	10	10	10	10	8	10	10	10	10
DD)	原発性骨粗鬆症への毎年の骨密度検査	8.1	8	5	10	10	10	8	10	7	8	5
EE)	初回静脈血栓症への hypercoagulability 精査	6.8	5	5	5	10	10	8	5	3	10	7
FF)	stage 1-3 の CKD に対する PTH 測定	8.0	8	10	5	8	10	9	3	9	8	10
GG)	後期高齢者に対する血糖管理基準が A1c<7%	8.6	6	10	10	9	9	8	8	7	10	10
HH)	低リスク高 LDL 血症（10年予測イベント＜7.5%）にスタチン	8.5	8	8	10	10	9	7	9	7	9	10
	平均スコア	8.1	6.4	8.1	8.3	9.4	9.0	8.0	8.2	6.6	8.4	9.1

■ C グループの発表

C グループ結果	点数
医療機関に定期通院・定期検査を受けている患者の検診・健診受診（採血など）	10
症状固定・進行期認知症患者に長期間認知症治療薬を投与すること	9
痛風発作の既往，尿路結石症の既往，CKD のない高尿酸血症に関する治療	9
非定型胸痛に対するニトログリセリン，抗血小板薬投与	10
MRI での無症候性脳虚血に対する抗血小板薬投与	10
ステロイド投与患者に対するルーチンの PPI または H2 ブロッカー投与	8
ビスフォスフォネート製剤開始前のルーチンの歯科受診	10
慢性の非がん性疼痛に対するルーチンのオピオイド投与（トラマドール，フェンタニール）	10
慢性の非がん性疼痛に対するルーチンの SSRI（または SNRI）とプレガバリンの重複投与	10
不眠症に対するルーチンのベンゾジアゼピン系薬剤の長期投与	10
内科通院患者が入院した際，毎回の入院時ルーチン検査（梅毒，B/C 肝炎，胸部 Xp，ECG）	10
胸部単純 X 線で診断可能な肺炎に対するルーチンでの胸部 CT	10
腹部エコーで診断可能な尿管結石にルーチンの腹部 CT	10
hypovolemia や dehydration のない症例に対するルーチン静脈輸液	10
術前（非心血管手術）低リスク患者への心電図	6
高中性脂肪血症（< 1000 mg/dl）に対するフィブラート系薬剤投与	9
安定型狭心症に対する硝酸剤の長期投与	7
類天疱瘡に対するルーチンのステロイド内服長期投与	10
入院患者および周術期患者に対するルーチン尿道カテーテル留置	10
人間ドック（健診）	9

フロア ● 人間ドックについては，無症候の人に対する住民健診（population approach）と個人の好みで行う場合とで，異なるのではないか．

藤沼 ● population approach で肝要なのは，血圧の低い人にも塩分を抑えることです．健診を受けたこと自体が全体の血圧を下げる方向に影響するかどうか，検討がなされていません．

フロア ● 医療産業，行政，そして個人の選択とで次元が異なりますね

フロア ● 健診の結果は，プライマリ・ケア医に返すことが非常に重要です．

フロア ● 健診データをほしがっているのは，生命保険会社や保険者主体，国保なら市町村ですが，かかりつけ医にも返すべきでしょう．

藤沼 ● 自治体健診を行っても，検診結果にはかかわらないという自治体も結構あるのですね．それは問題です．

フロア ● 胸部 X 線異常という健診結果が出ても，それをフォローする医療システムになっていません．

Workshop

藤沼 ● 検査結果を手渡しするなどしてフォローすると，患者さんの評判があがり，remote effect といって，患者さんが増えて，経営効果が得られます（笑）.

徳田 ● population approach は検査などせずに，全ての人々に介入するものです．人間ドックは，スクリーニング検査を行ってから高リスク群に対してのみ予防介入を行うので，population approach ではなく，high risk approach です．

■ D グループの発表

フロア ● 点数が下がっているものは，日本の医療文化にそぐわなかったり，やらざるを得ないというものを示します．

D グループ結果	点数
蕁麻疹や喘息患者に対する RAST ルーチン検査	10
入院患者に対するルーチンの心電図モニター	10
入院患者のせん妄に対する抑制 ＊入院時にルーチンで抑制が入っている場合	9
入院患者のせん妄に対する薬物療法	9
入院患者で無症候の患者に対する監視培養 ＊鼻腔など	10
慢性疼痛患者に対するルーチンのプレガバリン投与	10
重症感染症に対するルーチンの免疫グロブリン投与	10
DIC に対する薬物療法	10
入院患者のルーチンでの胸部レントゲンと心電図 ＊現実では行っている施設が多い．見逃したとき問題となる．問診や身体診察の スキルが均一でないところでは，ある程度の価値はある．	3
胸部レントゲンで肺炎を確認した後の（ルーチンの）胸部 CT	10
不明熱でのルーチンの PET	10
定性カテ先培養	10
溶連菌感染後のルーチンの尿検査	10
健康診断での女性の尿潜血陽性者に対する精査（尿細胞診，腹部エコー検査など）	6
高中性脂肪血症に対するフィブラート投与	9
無症候性高尿酸血症に対する内服療法	10
めまい症状を訴える患者への抗めまい薬の長期投与 ＊漫然と投与する場合を想定	10
MRI 脳ドックで軽度異常を指摘された患者への 1 年毎の再検査 ＊ 1 回目は検査するだろうという意見もある．	9

徳田 ● ここで集計結果の round 2 を **Box 2 集計結果 round 2** に示します．最低値と最高値の差が 3 点以内の項目を □ で示します．round 2 でコンセンサスが得られたものはこの項目だけです．現在 round 3 を行っています．皆さん，round 3 の記載をお願いします．

Box 2　集計結果 round 2

	項目	平均	最低値	最高値	差
1	術前（非心血管手術）低リスク患者への胸部単純写真	6	4	8	4
2	術前（非心血管手術）低リスク患者への心エコー	8	5	10	5
3	術前（非心血管手術）低リスク患者への肺機能検査	7	3	10	7
4	術前（非心血管手術）低リスク患者への心負荷検査	8	5	10	5
5	合併症のない急性副鼻腔炎での副鼻腔ＣＴ	9	7	10	3
6	失神でのルーチン頭部 CT 検査	8	6	10	4
7	頭痛でのルーチン脳波検査	10	9	10	1
8	レッドフラッグのない腰痛でのルーチン MRI	9	5	10	5
9	無症状（脳神経系）での頸動脈エコー	8	2	10	8
10	無症状（脳神経系）での頸動脈内膜剥離術	9	6	10	4
11	安定狭心症におけるルーチン心負荷検査	7	2	10	8
12	安定狭心症における PCI 治療	8	5	10	5
13	腎血管性高血圧にたいする腎動脈形成術またはステント	6	3	9	6
14	肺塞栓予防 IVC フィルター（抗凝固薬使用可能ケース）	8	3	10	7
15	非病的椎体骨折への椎体形成術や後弯矯正術	7	3	10	7
16	半月板損傷のない OA 患者に対する関節鏡的手術	8	4	10	6
17	無症状で医学的適応のないＰＥＴ癌検診	10	8	10	2
18	無症状で医学的適応のない腫瘍マーカー検査	10	9	10	1
19	無症状で医学的適応のない MRI 脳ドック検診	10	9	10	1
20	軽症で軽快傾向の急性腹痛に対する腹部 CT	8	3	10	7
21	上気道炎・気管支炎・副鼻腔炎（＜１０日）へ抗菌薬	10	8	10	2
22	外来診療での第３世代経口抗菌薬の処方	10	8	10	2
23	進行した認知症・寝たきり・食事摂取低下へ胃瘻造設	8	5	10	5
24	進行した認知症・寝たきり・食事摂取低下へ長期 IVH	9	6	10	4
25	中高年男性への PSA 検診	8	6	10	4
26	高齢者へのベンゾジアゼピン系鎮静薬の長期投与	8	5	10	5
27	高齢者認知症周辺症状への抗精神病薬の長期投与	8	6	9	3
28	プロトンポンプ阻害薬の長期投与	8	6	10	4
29	入院患者における毎日のルーチン血液検査	9	5	10	5
30	原発性骨粗鬆症への毎年の骨密度検査	9	8	10	2
31	初回静脈血栓症への hypercoagulability 精査	7	4	10	6
32	stage 1-3 の CKD に対する PTH 測定	9	7	10	3
33	後期高齢者に対する血糖管理基準が A1c<7%	9	6	10	4
34	低リスク高 LDL 血症（10 年予測イベント <7.5%）にスタチン	8	5	10	5
35	医療機関に定期通院・定期検査を受けている患者の検診・健診受診（採血など）	7	2	10	8
36	症状固定・進行期認知症患者に長期間認知症治療薬を投与すること	9	6	10	4
37	痛風発作の既往，尿路結石症の既往，CKD のない高尿酸血症に関する治療	9	7	10	3
38	非定型胸痛に対するニトログリセリン，抗血小板薬投与	8	5	10	5
39	MRI での無症候性脳虚血に対する抗血小板薬投与	9	7	10	3
40	ステロイド投与患者に対するルーチンの PPI または H2 ブロッカー投与	8	5	10	5
41	ロビスフォスフォネート製剤開始前のルーチンの歯科受診	8	5	10	5
42	慢性の非がん性疼痛に対するルーチーンのオピオイド投与（トラマール，フェンタニル）	8	5	10	5
43	慢性の非がん性疼痛に対するルーチーンの SSRI, SNRI, リリカ重複投与	8	6	10	4
44	眠症に対する安易なベンゾジアゼピン系薬剤の長期投与	8	5	10	5
45	内科通院患者が入院した際，毎回の入院時ルーチン検査（梅毒，B/C 肝炎，胸部 Xp，ECG）	9	7	10	3
46	胸部単純 X 線で診断可能な肺炎に対するルーチンでの胸部 CT	9	7	10	3
47	無駄とはなかなか言えませんが，腹部エコーで診断可能な尿管結石にルーチンの腹部 CT	8	5	9	4
48	hypovolemia や dehydration のない症例に対して湯水のごとく使用される静脈輸液	8	5	10	5
49	術前（非心血管手術）低リスク患者への心電図	7	3	10	7
50	無症候性高尿酸血症に対するアロプリノール投与	9	7	10	3
51	高中性脂肪血症（＜ 1000）に対するフィブラート系薬剤投与	8	1	10	9
52	安定型狭心症に対する硝酸剤の長期投与	8	5	9	4
53	類天疱瘡に対する安易なステロイド内服長期投与	8	6	10	4
54	入院患者および周術期患者に対するルーチン尿道カテーテル留置	9	7	10	3
55	人間ドック	8	5	10	5
56	蕁麻疹や喘息患者に対する RAST ルーチン検査	9	7	10	3
57	入院患者に対するルーチンの心電図モニター	9	5	10	5
58	入院患者に対する抑制	8	5	10	5
59	入院患者のせん妄に対する薬物療法	7	3	9	6
60	入院患者で無症候の患者に対する監視培養	9	7	10	3
61	慢性疼痛患者に対する安易なプレガバリン投与	8	2	10	8
62	重症感染症に対する免疫グロブリン投与	9	6	10	4
63	DIC に対する薬物療法	8	5	10	5
64	入院患者のルーチンでの胸部レントゲンと心電図	8	3	10	7
65	胸部レントゲンで肺炎を確認した後の（ルーチンの）胸部 CT	9	7	10	3
66	不明熱でのルーチンの PET	10	7	10	3
67	定性カテ先培養	9	5	10	5
68	溶連菌感染後のルーチンの尿検査	8	4	10	6
69	健康診断での女性の尿潜血陽性者に対する精査（尿細胞診，腹部エコー検査など）	8	0	10	10
70	高中性脂肪血症に対するフィブラート投与	8	6	10	4
71	無症候性高尿酸血症に対する内服療法	9	8	10	2
72	めまい症状を訴える患者への抗めまい薬の長期投与	9	7	10	3
73	MRI 脳ドッグで軽度異常を指摘された患者への１年毎の再検査	9	7	10	3

*2 回目集計結果．最低値と最高値の差が 3 点以内の項目を■で示す．

Workshop

徳田 ● では A グループ，続けて B グループの発表をお願いします．

フロア ● B グループの W) 進行した認知症・寝たきり・食事摂取低下へ長期 IVH と X) 進行した認知症・寝たきり・食事摂取低下へ長期 IVH ですが，「進行した認知症かつ」ですね．これもルーチンなら 10 です．

徳田 ● 施行してもよい場合というのはどういう場合ですか？家族が強く求めた場合？

フロア ● 「ルーチン」ということばがなかったので 10 にはしませんでした．

フロア ● 今日の議論でたびたび出てくるのは，「ルーチン」ですね．その旨記載しないと，

	A グループ結果	点数
A)	術前（非心血管手術）低リスク患者への胸部単純写真	5
B)	術前（非心血管手術）低リスク患者への心エコー	7
C)	術前（非心血管手術）低リスク患者への肺機能検査	8
D)	術前（非心血管手術）低リスク患者への心負荷検査	10
E)	合併症のない急性副鼻腔炎での副鼻腔ＣＴ	10
F)	失神でのルーチン頭部 CT 検査	10
G)	頭痛でのルーチン脳波検査	10
H)	レッドフラッグのない腰痛でのルーチン MRI	10
I)	無症状（脳神経系）での頸動脈エコー	9
J)	無症状（脳神経系）での頸動脈内膜剥離術	8
K)	安定狭心症におけるルーチン心負荷検査 ＊安定狭心症におけるトレッドミルは結構行われている．Controversial である．米国の ACCH 参照．	10
L)	安定狭心症における PCI 治療	8
M)	腎血管性高血圧に対する腎動脈形成術またはステント	10
N)	肺塞栓予防 IVC フィルター（抗凝固薬使用可能ケース）	10
O)	非病的椎体骨折への椎体形成術や後弯矯正術	4
P)	半月板損傷のない OA 患者に対する関節鏡的手術	10

	B グループ結果	点数
Q)	無症状で医学的適応のないＰＥＴ癌検診	10
R)	無症状で医学的適応のない腫瘍マーカー検査	10
S)	無症状で医学的適応のない MRI 脳ドック検診	10
T)	軽症で軽快傾向の急性の軽症腹痛に対する腹部ＣＴ	10
U)	上気道炎・気管支炎・副鼻腔炎（＜ 10 日）へ抗菌薬	10
V)	外来診療での第 3 世代経口抗菌薬の処方	10
W)	進行した認知症・寝たきり・食事摂取低下へ胃瘻造設	8
X)	進行した認知症・寝たきり・食事摂取低下へ長期 IVH	9
Y)	中高年男性への PSA 検診	10
Z)	高齢者へのベンゾジアゼピン系鎮静薬の長期投与	10
AA)	高齢者認知症周辺症状への抗精神病薬の長期投与	9
BB)	プロトンポンプ阻害薬の医学的適応のない長期投与	10
CC)	入院患者における毎日のルーチン血液検査	10
DD)	原発性骨粗鬆症への毎年の骨密度検査	10
EE)	初回静脈血栓症への hypercoagulability 精査	8
FF)	stage 1–3 の CKD に対する PTH 測定	10
GG)	後期高齢者に対する血糖管理基準が A1c<7%	10
HH)	低リスク高 LDL 血症（10 年予測イベント <7.5%）にスタチン	10

一人歩きしてしまいます. 条件付きの提案として「ルーチン」という但し書きが必要です.

フロア ● 医学的適応がないにしても, 点数は下げざるを得ない.

徳田 ● 施設によっては胃瘻が無いと入所させないところもありますね.

フロア ● B グループの **CC) 入院患者における毎日のルーチン血液検査**ですが, 科によっては必要だと思います. 科を問わず, 毎日だと点数はあがります.

徳田 ● 重症だったら行います. この項目は米国のメディケアの low value care のリストです. 日本では行われていませんね. **G) 頭痛でのルーチンの CT** はいかがですか?

藤沼 ● そういう病院はあります. 問診票で頭痛と書くと, そこでは, 診察の前に CT を撮ります.

フロア ● クリニックに CT や MRI を置いて売りにしているとか, 病床数にふさわしくない台数が設置されていることが問題です.

徳田 ● 小病院は, MRI は持たなくてよい?

フロア ● pay するような診療自体が, あり得るのか.

徳田 ● 英国では MRI 持っている診療所はありません. 国全体での保有台数も少ないです.

藤沼 ● こういう調査はあまりコンテキストを書きません. 一貫して意見が分かれるということに大きな意味がある. Case Study みたいにはいきません. 漠然とした形で公表しないと, 政策提案としての議論を呼ばない. これは自分の施設のことか, みたいな話になってしまいます.

フロア ● こういうリストがあれば患者さんに説明するときに, 役立ちます.

徳田 ● それが **value-based medicine** です.

フロア ● 患者満足度を重視しすぎると, 日本の場合は high-value につながってしまう. 日本は high-value をやっています. 患者満足度は米国よりはるかにいい.

フロア ● コストが違いすぎるのです. 胸部 X 線 1 枚で収益以上に放射線科の読影料がかかるのでやりたくない.

フロア ● 日本で患者満足度が高いのは, basic なところで満足度が低いことのうらがえしではないですか. 僕らが考える診療を重視するスタイルがなされていないから, 患者さんの満足度は低いのです. それを補うためにハイテクの器械を導入したりすると, それだけで患者さんはしっかり診てもらったと感ずる.

フロア ● 診療報酬の形態もそうなっています. 患者数をたくさん診ないと収益は上がらない.

藤沼 ● この議論は大変面白いのですが, 私は 30 年余医師をやっていて, 何回か入院が包括制になったことがあります. 高齢者の完全マルメです. そこで何が起きたか. 私の関連している病院で CT は実施件数が 1 / 3 以下になりました. なぜかというとやると損するから. また出来高に代わると, 再び一生懸命検査オーダーを再開する. その間急速には件数は上がらないので, その期間は赤字になります. そういうことを2回くらい経験しました. 診療報酬の仕組みは非常に重要で, マルメになった時にまったく今日の議論とは違う医療行為になると思います. Pay for performance ならいい

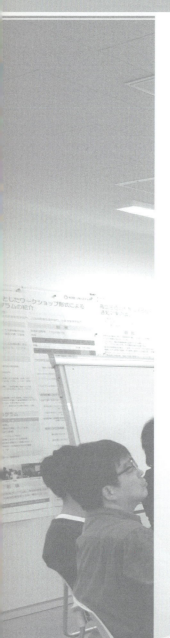

んですけどね，まるめってそうじゃないですから．

徳田● 外来診療でマルメになったことはありますか？

藤沼● あります．在宅もあります．当時は出来高でやるかマルメでやるかどちらかを選んでくださいと言われました．マルメでやると underuse, undertreatment になりやすいという印象をもっています．医学的に考えて検査を選択しなくてよいのではないかという指向性がでてきます．ただ，これは民間医療機関の話で，公的医療機関はそういうことはないかもしれませんが．英国は，以前は年間の医療費がマルメでした．それで何が起こるかというと，患者に受診しないでくれというのと，入院医療費を一時期 GP が支払うシステムになっていたので，入院させると，その費用は GP が負担する．だから，できるだけ入院させないようにする．つまり，来ないでくれ，入院はさせないというので，混乱したと聞いています．

フロア● バランスの良い国はないですか？

藤沼● 理想的なヘルスケアシステムというのは，まだないというのが通説だと思います．現時点ではありません，と答えます．

小泉● 外国では，日本はいいんだと言います．MRI など画像検査の値段が全然違います．日本はあまり charge しないかわりたくさん撮る．それで器械の減価償却は回る．だから器械も売れる．クリニックでも MRI が買える．

徳田● 今の discussion で日本の医療システムが出ましたが，NEJM に最近，日本のヘルスシステムが紹介されました[1]．この中で日本の医療システムを絶賛していて MI の 55 歳男性がどのくらい医療費がかかったかという Case Study が出ています．患者本人の自己負担が，13 万円でした．でも，最近高齢化が進み，格差も生じている，という課題も指摘していますね．

徳田● では round 3 の記入用紙を集計してこのワークショップ：日本の低価値医療 Low Value Care in Japan を終了します **(Box 3　集計結果 round 3)**．

文献

1) Reich MR, Shibuya K.The future of Japan's health system-sustaining good health with equity at low cost. NEJM. 2015 Nov 5;373(19):1793-7. doi: 10.1056/ p1410676.

Box 3　集計結果 round 3

	項目	平均	最低値	最高値	差
1	術前（非心血管手術）低リスク患者への胸部単純写真	6	5	10	5
2	術前（非心血管手術）低リスク患者への心エコー	8	7	10	3
3	術前（非心血管手術）低リスク患者への肺機能検査	8	7	9	2
4	術前（非心血管手術）低リスク患者への心負荷検査	9	7	10	3
5	合併症のない急性副鼻腔炎での副鼻腔ＣＴ	10	9	10	1
6	失神でのルーチン頭部 CT 検査	10	9	10	1
7	頭痛でのルーチン脳波検査	10	10	10	0
8	レッドフラッグのない腰痛でのルーチン MRI	10	7	10	3
9	無症状（脳神経系）での頸動脈エコー	9	8	10	2
10	無症状（脳神経系）での頸動脈内膜剥離術	9	8	10	2
11	安定狭心症におけるルーチン心負荷検査	8	5	10	5
12	安定狭心症における PCI 治療	8	5	10	5
13	腎血管性高血圧にたいする腎動脈形成術またはステント	9	6	10	4
14	肺塞栓予防 IVC フィルター（抗凝固薬使用可能ケース）	10	8	10	2
15	非病的椎体骨折への椎体形成術や後弯矯正術	6	4	10	6
16	半月板損傷のない OA 患者に対する関節鏡的手術	10	9	10	1
17	無症状で医学的適応のないＰＥＴ癌検診	10	10	10	0
18	無症状で医学的適応のない腫瘍マーカー検査	10	10	10	0
19	無症状で医学的適応のない MRI 脳ドック検診	10	10	10	0
20	軽症で軽快傾向の急性腹痛に対する腹部ＣＴ	9	8	10	2
21	上気道炎・気管支炎・副鼻腔炎（＜10日）へ抗菌薬	10	7	10	3
22	外来診療での第3世代経口抗菌薬の処方	10	8	10	2
23	進行した認知症・寝たきり・食事摂取低下へ胃瘻造設	8	7	10	3
24	進行した認知症・寝たきり・食事摂取低下へ長期 IVH	9	8	10	2
25	中高年男性への PSA 検診	10	8	10	2
26	高齢者へのベンゾジアゼピン系鎮薬の長期投与	10	8	10	2
27	高齢者認知症周辺症状への抗精神病薬の長期投与	9	7	10	3
28	プロトンポンプ阻害薬の長期投与	9	4	10	6
29	入院患者における毎日のルーチン血液検査	10	7	10	3
30	原発性骨粗鬆症への毎年の骨密度検査	10	9	10	1
31	初回静脈血栓症への hypercoagulability 精査	8	7	10	3
32	stage 1-3 の CKD に対する PTH 測定	10	9	10	1
33	後期高齢者に対する血糖管理基準が A1c<7%	9	7	10	3
34	低リスク高 LDL 血症（10年予測イベント <7.5%）にスタチン	10	8	10	2
35	医療機関に定期通院・定期検査を受けている患者の検診・健診受診（採血など）	8	5	10	5
36	症状固定・進行期認知症患者に長期間認知症治療薬を投与すること	9	7	10	3
37	痛風発作の既往，尿路結石症の既往，CKD のない高尿酸血症に関する治療	9	8	10	2
38	非定型胸痛に対するニトログリセリン，抗血小板薬投与	9	9	10	1
39	MRI での無症候性脳虚血に対する抗血小板薬投与	9	8	10	2
40	ステロイド投与患者に対するルーチンの PPI または H2 ブロッカー投与	8	5	10	5
41	ビスフォスフォネート製剤開始前のルーチンの歯科受診	9	8	10	2
42	慢性の非がん性疼痛に対するルーチーンのオピオイド投与（トラマール，フェンタニル）	9	9	10	1
43	慢性の非がん性疼痛に対するルーチーンの SSRI, SNRI, リリカ重複投与	9	9	10	1
44	眠剤に対する安易なベンゾジアゼピン系薬剤の長期投与	9	8	10	2
45	内科通院患者が入院した際，毎回の入院時ルーチン検査（梅毒，B/C 肝炎，胸部 Xp，ECG）	9	9	10	1
46	胸部単純 X 線で診断可能な肺炎に対するルーチンでの胸部 CT	9	9	10	1
47	無駄とはなかなか言えませんが，腹部エコーで診断可能な尿管結石にルーチンの腹部 CT	8	8	10	2
48	hypovolemia や dehydration のない症例に対して湯水のごとく使用される静脈輸液	9	9	10	1
49	術前（非心血管手術）低リスク患者への心電図	6	3	10	7
50	無症候性高尿酸血症に対するアロプリノール投与	8	6	10	4
51	高中性脂肪血症（＜1000）に対するフィブラート系薬剤投与	9	8	10	2
52	安定型狭心症に対する硝酸剤の長期投与	7	7	9	2
53	類天疱瘡に対する安易なステロイド内服長期投与	9	7	10	3
54	入院患者および周術期患者に対するルーチン尿道カテーテル留置	9	9	10	1
55	人間ドック	8	6	10	4
56	蕁麻疹や喘息患者に対する RAST ルーチン検査	9	9	10	1
57	入院患者に対するルーチンの心電図モニター	9	8	10	2
58	入院患者に対する抑制	8	7	10	3
59	入院患者のせん妄に対する薬物療法	8	7	9	2
60	入院患者で無症候の患者に対する監視培養	9	8	10	2
61	慢性疼痛患者に対する安易なプレガバリン投与	9	8	10	2
62	重症感染症に対する免疫グロブリン投与	9	10	10	0
63	DIC に対する薬物療法	9	7	10	3
64	入院患者のルーチンでの胸部レントゲンと心電図	5	3	10	7
65	胸部レントゲンで肺炎を確認した後の（ルーチンの）胸部 CT	9	8	10	2
66	不明熱でのルーチンの PET	9	10	10	0
67	定性カテ先培養	9	8	10	2
68	溶連菌感染後のルーチンの尿検査	9	8	10	2
69	健康診断での女性の尿潜血陽性者に対する精査（尿細胞診，腹部エコー検査など）	6	5	10	5
70	高中性脂肪血症に対するフィブラート投与	8	7	10	3
71	無症候性高尿酸血症に対する内服療法	9	9	10	1
72	めまい症状を訴える患者への抗めまい薬の長期投与	9	6	10	4
73	MRI 脳ドッグで軽度異常を指摘された患者への1年毎の再検査	9	8	10	2

*3回目で追加された，最低値と最高値の差が3点以内の項目を□で示す.

Workshop

Workshop

日本の低価値医療
Low Value Care in Japan

2015年12月5日（土）10：30 ～ 12:00
神戸大学地域医療活性化センター3階にて

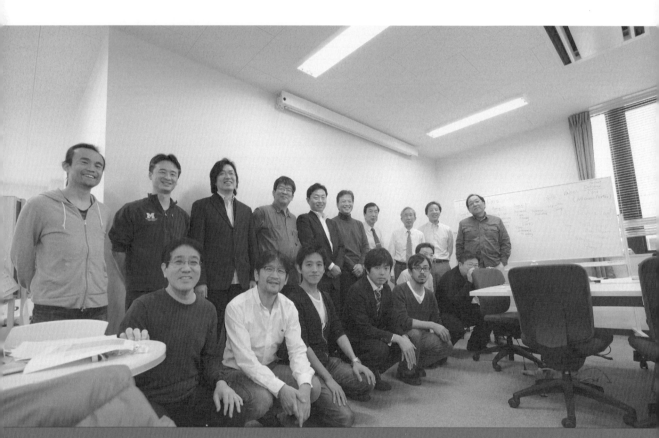

2015年12月5日（土）10：30 ～ 17:00　神戸大学地域医療活性化センター3階にて

出席者一覧（敬称略）

徳田安春	JCHO本部 総合診療顧問	関 知嗣	東京西徳洲会病院循環器科
藤沼康樹	医療福祉生協連家庭医療学開発センター 千葉大学専門職連携教育研究センター	朴澤憲和	加計呂麻徳洲会診療所・瀬戸内徳洲会病院
		松下達彦	済生会滋賀病院
小泉俊三	一般財団法人 東光会 七条診療所 所長	松本謙太郎	国立病院機構大阪医療センター
東 光久	福島県立医科大学 白河総合診療アカデミー	本村和久	沖縄県立中部病院
石丸裕康	天理よろづ相談所病院 総合診療教育部	安田英己	医療法人 安田内科医院
岡山雅信	神戸大学大学院 地域医療教育学部門	猪谷克彦	医療法人 沖縄徳洲会 中部徳洲会病院
金井貴夫	千葉大学医学部附属病院 東金九十九里地域臨床教育センター・東千葉メディカルセンター 内科（総合診療科）	阪本直人	筑波大学 医学医療系 地域医療教育学／附属病院 総合診療グループ
北 和也	やわらぎクリニック	原 穂高	愛媛医療生協 愛媛生協病院家庭医療科

Special Articles

日本の高価値医療－ High Value Care in Japan

High Value Care

1. 医療面接におけるラポール形成 ……………………………… 小野正博
2. 詳細な病歴聴取と身体診察 ……………………………… 田村謙太郎
3. 禁煙サポートのための認知行動療法 ……………………… 臼井洋介
4. 断酒をサポートする動機づけ面接法 ……………………… 後藤　恵
5. うつ病患者への認知行動療法 ……………………………… 金井貴夫
6. 認知症患者とその家族・地域への包括的ケア …………… 山口　潔
7. 貧困患者に対する社会的サポートの提供 ……………… 長嶺由衣子
8. ヘルスリテラシー向上のための患者教育 ………………… 阪本直人
9. 菌血症疑い患者への治療開始前の血液培養2セット採取 … 成田　雅

Low Value Care

10. 内視鏡検査前にルーチン凝固検査は必要か？ …………… 加藤幹朗
11. 入院時ルーチンや内視鏡前の
    肝炎ウィルス・梅毒血清学的検査 ………………………… 木下賢輔
12. 血管拡張薬と利尿剤で治療可能な
    軽症心不全に対するハンプ療法 ………………………… 水野　篤
13. 脳梗塞におけるエダラボン療法 ………………………… 矢吹　拓
14. 急性呼吸窮迫症候群（ARDS）に対する
    シベレスタット・ナトリウム ………………………… 岩田健太郎
15. ARDS に対するステロイド療法 ………………………… 岡田優基
16. 高齢者の不眠における
    ベンゾジアゼピン系薬剤長期投与の問題点 ………… 関口健二
17. 高齢者の認知症周辺症状における
    向精神薬長期投与 ………………………………………… 笹木　晋
18. 解熱目的の NSAIDs 使用 ………………………………… 仲里信彦
19. ジギタリス …………………………………………………… 篠原直哉
20. 経口第三世代セフェム …………………………………… 北　和也

1. 医療面接におけるラポール形成

Rapport building in the medical interview

小野 正博　Masahiro Ono
東京都立松沢病院　内科 [〒 156-0057 東京都世田谷区上北沢 2-1-1] Tokyo Metropolitan Matsuzawa Hospital
E-Mail : m-ono5@u01.gate01.com

Highlight

Rapport building is a key skill in medical practice. If we fail to build a good rapport, we can't properly diagnose a patient's disease or treat it appropriately. In Japan there are many patients demanding improvement of the doctor-patient relationship. It is important to listen to patients' stories and conduct physical examinations with a high degree of skill and sensitivity. In addition we need to learn some techniques in patient-centered interviewing. Then we can develop our skills of rapport building and improve doctor-patient relationsh

ips

Recommendations 提言

* ラポール形成は医療の中心的課題であると認識しよう
* コミュニケーション技法を学んで，ラポール形成に役立てよう
* 診断，治療がうまくいかないときは，患者さんの社会関係，精神状態に注目しよう

高価値なケア High-Value Care をもっとやってみよう

1

医療面接におけるラポール形成

症例の解説とエビデンス

患者：70 代女性

患者は 70 代の女性で，主訴は腹痛である．10 年前より腹痛にて複数の病院へ通院し，頻回に救急外来を受診していた．前医にて今後受診しないように言われたため，当院に救急搬入された．その後も週に 2〜3 回救急外来を受診するため，精査目的にて日中の初診外来を受診した．痛みは間欠的で，強さは人生最悪，部位は上〜下腹部正中であった．既往は虫垂切除術，帝王切開，高血圧，狭心症であった．内服薬は下剤を含め 10 種類処方されていた．身体所見上，バイタルサイン正常，心窩部〜左季肋部に軽度の圧痛を認めた．下剤の乱用による腹痛を疑い，下剤の回数を減らすよう指導したが，頻回の救急外来受診は変わらなかった．体重減少があり，消化管の再検査を行ったが，悪性腫瘍は否定的であった．抑うつ気分があり，DSM- Ⅳの大うつ病のエピソード 9 項目中 5 項目が陽性であったため，うつ病を疑い，精神科へ紹介した．その頃より受診回数が減り，体重も増加した．

Keywords

rapport ，doctor-patient relationship, patient centered interviewing

症例の解説

　ラポールとは，ここでは医師と患者さんとの信頼関係の意味で用いている．これなしには，医師が診断することも，治療することも困難になってしまうのは自明のことであると思われる．

　例えば，患者さんが医師を信頼して診断に必要な事実を話してくれなかったら，医師は正しく診断することはできないだろう．また，医師を信頼して処方された薬を飲んでくれなければ，治療することもできない．そもそも次の外来に来てくれないかもしれない．このようにラポールは医療の全過程において欠かすことはできない．しかし，「言うは易く，行うは難し」であり，それを実践する場合，多々困難な場面があるのも確かである．

＊ Glossary

ラポール (rapport)

「主として 2 人の人の間にある相互信頼の関係．すなわち，『心が通い合っている』『どんなことでも打明けられる』『言ったことが十分に理解される』と感じられる関係」（ブリタニカ国際大百科事典）のことである．

高価値なケア High-Value Care をもっとやってみよう

1 医療面接におけるラポール形成

本症例もラポールの形成が困難と思われたケースの一つである。患者さんはこれまで複数の病院で「もう来なくていい」あるいは「診る気はない」といった医師の診療拒否的な言動に遭遇している。いつも一緒に来院する夫は、そのことを涙ながらに語った。

患者さんの腹痛は間欠的であることから、内臓痛であると思われた。10年続いていることから考えても、命に別状のある痛みではないことを説明した。原因として大腸刺激性の下剤の乱用が疑われ、下剤の変更などを行った。他に気になる症状として最近の体重減少があり、胃がんや大腸がんなどの悪性腫瘍を除外するため、内視鏡検査を行ったが、否定的だった。内科的に説明が困難だったり、精神的な要因が考えられる場合に医療家系図(family tree)を書いたり、うつ病の有無をチェックするようにしている。この患者さんの場合は悪性腫瘍の治療中である夫との2人暮らしであった。また、うつ病のスクリーニングとして抑うつ気分と興味・関心の喪失の2つを質問したところ、陽性であった。さらにうつ病の問診項目(睡眠の変化Sleep、興味・関心の喪失 Interest、罪悪感 Guilt、エネルギー不足 Energy loss、集中困難 Concentration、食欲の変化Appetite、精神運動性の制止 Psychomotor retardation、希死念慮 Suicide ;SIGECAPSと覚える。これに抑うつ気分を加えると9項目になり、5項目以上で陽性)をチェックしたところ、9項目中5項目が陽性であり、うつ病を疑った。その後、精神科へ紹介し、うつ病と診断された。内科にも継続して通院してもらっているが、あれほど頻回であった救急外来受診がほとんどなくなっている。いつも暗い表情をしていた患者さんが、体重が少し増えたことを報告してくれた時の、はにかんだ笑顔を忘れることができない。

一方、頻回の受診に対して「もう来なくていい」と言ってしまった医師の気持ちも私は理解できる。一睡もできないような忙しい当直のさなかに、「またあの患者さんが来た!」となったら、そう思ってしまうのが人間ではないだろうか?しかし、そのような自分の心の中の思いを直接声に出して患者さんに言ってしまうことは、プロとして失格であると思う。原因はともかく、患者さんは困っているのであり、自分からラポールを壊してしまうことは避けなければならない。「もう来なくていい」と言いたくなる自分を戒め、「なぜこの患者さんは頻回に受診するのだろうか?」との探求心を喚起できるようでありたい。逆にこのように頻回に救急外来を受診する患者さんを治療できれば、当直の忙しさも緩和されることになるはずである。

患者さんとのラポールを築く上では、患者さんのために役に立ちたいという気持ちがもっとも重要であると思うが、それだけでは不十分である。私もきちんとできていないことも多いが、一般的には以下のような方法が有効である。[1],[2] また、このような面接技法は教育により向上させることが可能である。[3]

- 66 -

面接技法

まず，患者さんを呼び入れ，挨拶，自己紹介をする．面接の最初は患者が主体であり，患者さんから物語をうかがうつもりで，「今日はどうなさいましたか？」という開かれた質問(open-ended question) から始める．適宜「それからどうなったんですか？」などといった促し(facilitation) を行うと，患者さんが話しやすくなる．

患者さんの話が長くなったり，脱線する場合は，以下の3つの「交通整理」のためのテクニックが有用である．

① 要約 (summarization)：
  患者さんが話した物語をまとめる

② たちかえり：
  話が脱線した場合，一番重要な問題に立ち返ること

③ 時間再設定：
  問題点がいくつもある場合，リストアップして，優先順位の高いものをまず取り上げ，低いものは次回以降にする

次いで，医師が主体となる閉じられた質問closed question に移る．特に痛みの性状についての質問OPQRST（Onset 発症様式，Provocative/Palliative 増悪寛解因子，Quality/Quantity 性質と程度，Region/Radiation 部位と放散，associated Symptoms 随伴症状，Time course 時間経過）は有用である．

現病歴に続いて，既往歴，薬歴，アレルギー歴，社会歴，家族歴，システムレビューの順に問診を行う．問診から鑑別診断を考

え，バイタルサインの確認（血圧，脈拍数，呼吸数，体温，SpO2），身体診察へと移る．

大事なことは，必要な問診事項や身体所見を省略せず，きちんと診察することであると思う．この診察の過程全てがラポールを形成していくことになると思うからである．この患者さんを診始めた当初，全く症状がよくならず，救急外来受診も頻回なままであった．1日に2回受診することもあった．私はただ話を聞いて，診察をし，下剤の調整をすることしかできず，無力感を感じたが，それでも患者さんと夫からはとても感謝された．

幸いにして患者さんの病状はよくなっているが，よくなるにしろ，悪くなるにしろ，泣き笑いをともにしながら，患者さんと一緒に歩んでいく医療を目指して精進して行きたいと思う．

＊ Glossary

OPQRST

Onset：発症様式
Provocative/Palliative：増悪寛解因子
Quality/Quantity：性質と程度
Region/Radiation：部位と放散
associated Symptoms：随伴症状
Time course：時間経過

日本の現状

平成23年の健康保険組合連合会の「医療に関する国民の意識調査」[4]によると，医療機関への要望として，「待ち時間を短くしてほしい」に続いて「病気の状態や治療法をよく説明してほしい」，「患者の訴えを十分に聞いてほしい」，「医師，看護師，受付職員はもっと親切にしてほしい」など，ラポールやコミュニケーションに関するものが多かった（**Box 1**）．したがって，ラポール形成が十分に行われているとは言えないのが日本の現状である．

これには医師個人の問題だけではなく，人的，時間的余裕のなさやラポール形成のための教育の機会の不足など，日本の医療や医学教育全体の問題もあると思われる．

今回この文章を書くにあたり，特に「外来でのコミュニケーション技法」（日本醫事新報社）が大変勉強になった．ぜひ皆様に一読を勧めるとともに，著者である飯島克巳先生に篤く御礼を申し上げたい．

まとめ

ラポールの形成は，それなしには医療が成り立たないという意味で，医療の中心的課題である．しかし，日本の現状ではラポールの形成が十分に行われているとは言えない．医師は自らその方法論を学ぶことにより，ラポールを形成する能力を高めていくことができる．

高価値なケア High-Value Care をもっとやってみよう

医療面接におけるラポール形成

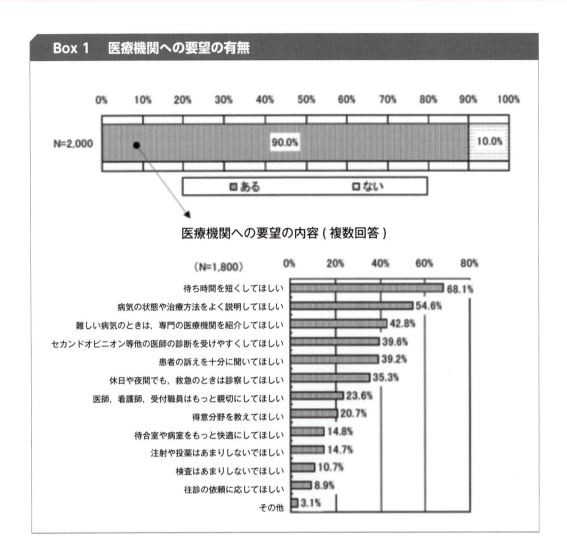

エビデンス文献

1) 飯島克巳. 外来でのコミュニケーション技法. 第1版, 日本醫事新報社, 1-41p, 1995.
2) スミス RC. エビデンスに基づいた患者中心の医療. 診断と治療社, 初版, 1-147p, 2003.
3) Smith RC, Lyles JS, Mettler J, et al. Annals of Internal Medicine からの研究レポート 面接における研修医のための強化トレーニングの効果：ランダム化比較試験 Ann Intern Med 1998; 128: 118-126. スミス ロバート C. エビデンスに基づいた患者中心の医療. 診断と治療社, 初版, 265-283p 中に収録, 2003.
4) 健康保険組合連合会.「医療に関する国民意識調査」平成23年11月17日 http://www.kenporen.com/include/press/2011/20111117.pdf

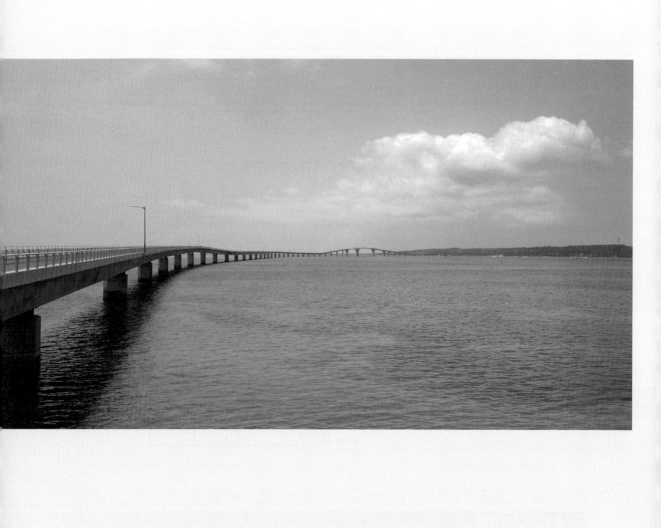

2. 詳細な病歴聴取と身体診察

Detailed history-taking and physical examination promote high value care in Japan

田村謙太郎　Kentaro Tamura, MD
信州大学総合診療科 [〒 390-8621 長野県松本市旭 3 丁目 1 番 1 号]
Department of General Medicine, Shinshu University Hospital
E-Mail : kentarot@shinshu-u.ac.jp

Highlight

One does not need the most advanced or the most up-to-date knowledge in order to conduct good interviews and provide high quality care in the clinical setting. What is most needed in interviews is to be consistent and thorough. As professional generalists, we should teach medical students and residents these common skills thoroughly in order to realize high value care in Japan. In this article, I will point out some concrete advice for teaching beginners.

When I was a junior resident, I interviewed a patient who was brought to the ER for suspected myocardial infarction. Indeed, he had typical chest pain and ST segment elevation on electrocardiography.

The senior resident, who hoped to be a cardiologist, said that we needed to administer heparin prior to the subsequent cardiac catheterization.

However, on my history-taking, I found out that the patient's symptoms had started *with tearing back pain.*

So, I suggested that we do a contrast-enhanced CT before heparin administration. In the end, the patient was diagnosed with aortic dissection, requiring not cardiology, but rather cardiac surgery consultation for an emergency operation.

At that time, as a green resident, I had little experience in making proper diagnoses. I just performed a routine interview, which revealed the correct diagnosis.

I present the case in this article to show that good routine interviews with every patient will promote the realization of high value care even for beginners.

高価値なケア High-Value Care をもっとやってみよう

Recommendations 提言

* "難しい知識"ではなく"基本的な問診を愚直に徹底的に繰り返すこと"を指導しょう
* 鑑別診断の意味，問診と診察で診断を絞り込むという具体的なステップを分かりやすく言語化して教えよう

Keywords

詳細な病歴聴取と身体診察 (detailed history-taking and physical examination)

症例の解説とエビデンス

　ほとんどの臨床の現場で必要とさせるのは"各専門医に問われる難しい最新の医学的知識"ではなく"基本的な問診を愚直に徹底的に繰り返すこと"である．我々ジェネラリストが医学生や研修医にこうした"当たり前のこと"を徹底的に指導していくことが日本全体の高価値なケアにつながるはずである．そのための具体的な指導のポイントを示す．

　印象に残った症例 ● 研修医時代のこと．先輩と一緒に当直していた私は心筋梗塞疑いで救急搬送された患者さんの診察をしていました．確かに典型的な胸痛があり，心電図でもＳＴ上昇が認められました．この先輩医師は循環器志望で「この患者さん，これからカテだからヘパリンを打っておこう」と．しかし私の問診では「最初は背中が裂けるように痛かった。」と．これを聴いて私はヘパリン投与より先に造影ＣＴを撮ることをこの先輩医師

に提案しました．結果は大動脈解離．循環器内科ではなく心臓外科にコンサルトして緊急オペになった症例でした．当時の私は駆け出しの研修医で決して診断力があった訳ではなく，愚直に教えられた通りの問診をしたに過ぎません．初学者であっても型通りの問診を毎回きちんと繰り返すことが高価値の患者ケアにつながることを教えてくれた症例として提示させて頂きました．

　高価値なケアhigh-value care を実践するために"詳細な病歴聴取と身体診察"を徹底してやるというのはこの文章を読んでおられる皆さんにとっては当たり前のことだと思います．ですからここでは皆さんが後輩にどう指導したらこの目標を達成出来るのかという点に焦点を当てて書きたいと思います．結論から先に言ってしまえば，基本的な問診を愚直に徹底的にやるよう後輩を躾けていきましょうという提案です．

高価値なケア High-Value Care をもっとやってみよう

1. 問診すべき必須の7項目（Box 1）

　病歴聴取の指導において重要なことは，基本的な問診項目を毎回確実に問診することを徹底的に躾けることです．と言っても難しいことではなく，①主訴，②現病歴，③既往歴，④薬歴，⑤アレルギー，⑥社会歴，⑦家族歴のたった7項目です．学生・研修医が白紙を一枚持って患者さんの所に行ってきたら，毎回この7項目を完璧に問診してくるように徹底的に指導することを皆さんにお願いしたいと思います．"こんな簡単なことを"と思われるかも知れません．しかし，これらの項目を毎回サボらずに問診することは初学者にとって非常に大事なことです．この習慣を早い段階で身に付けることがきっと将来彼らを助けることになります．

　皆さんにも思い当たる節があるも知れませんが，僕自身この簡単な問診をサボったせいで冷や汗をかいた経験があります．今でも忘れられないのは，忙しい外来で診た上気道炎の患者さんに"アレルギー歴を聴かずにアモ

キシシリンを処方した"ことです．患者さんが帰宅した後，そのことにはたと気がつきました．慌てて以前のカルテ記載をチェックしましたがアレルギー歴の記載もアモキシシリンの内服歴もなく，ご本人に電話をかけて，アレルギー歴がないこと，以前のペニシリン系抗生剤での副作用がなかったことを確認して胸をなで下ろしました．もしこの患者さんに酷いペニシリンのアレルギー歴があり，帰宅し独りきりになった状況でアモキシシリンを内服していたら…．私は今日まで医者を続けていられなかったかもしれません．

　当直明けで眠くて頭が回っていない状況であろうが大混雑した外来勤務中で慌てていようが，我々医師は患者さんにこれら7項目の質問をせずにおれない人間に躾けられていなければいけないのです．皆さんが後輩を指導する際に，是非彼らのためにこの7つの問診項目を徹底的に躾けるということを意識して頂きたいと思います．

Box 1　問診項目

患者 ID
日付／時間

> ① 主訴：Chief Complaint (CC)
> ② 現病歴：History of Present Illness (HPI)
> ③ 既往歴：Past Medical History (PMH)
> ④ 薬歴：Medications (Meds)
> ⑤ アレルギー：Allergies (All)
> ⑥ 社会歴：Social History (SH)
> ⑦ 家族歴：Family History (FH)
> ⑧ Review of Systems (ROS)

⑨ 身体診察：Physical Examination (P.E.)
⑩ 評価・計画：Assessment & Plan (A/P)

医師署名

たった７項目と言ってもなかなかすぐに覚えられないという人もいると思います．僕は"これらの問診項目は大きく３つの部分に分かれているよ．気付いていたかな？"と説明します**（Box 2）**．

意外と意識していない人が多いのですが最初の主訴，現病歴は今回の病気についての問診です．次の既往歴，薬歴，アレルギー歴は過去の健康問題に関しての質問です．そして社会歴，家族歴は健康問題以外の人生・社会生活に関する問診です．こう説明すると初めてこの７項目を習った学生でも一発で暗記してくれます．

⑥社会歴では必ず３つ確認します．飲酒，喫煙，職歴．さらに渡航歴を毎回問診するよう強く勧めています．

2．現病歴について詳しく（Box 3）

"現病歴には３つポイントがあります．"そんな風に指導してみてはいかがでしょうか．現病歴こそ，自分の問診の力，臨床力を発揮する場所です．学生・研修医に３つのポイントを意識させることで彼らの問診，カルテ記載，そしてプレゼンがぐっと上達します．

一つ目のポイントは**"最初の一文は決まり文句で書く"**です．これは欧米では必ず習いますし，NEJM などのケースレポートでもこの形式で症例提示が始まります．ぜひ日本でも当たり前になって欲しいポイントです．当然ですが，カルテを読んでいる人もしくはプレゼンを聴いている人達の前にはその患者さんはいません．ですから最初の一文でその患者さんの全体像がイメージできるような記載が必要です．といっても難しいことではなく決まり文句を覚えておいて穴埋めをするだけです**（Box 4）**．

「年齢，性別，人種，主訴と関係の深い既往歴・社会歴…の人が（期間）続く（主訴）を訴えて来院した．」毎回のカルテ記載でこの一文を書くように繰り返して練習しておくとオーラルプレゼンテーションの喋り出しが上手になります．これは非常にいい習慣だと思いますので，是非皆さんにもご指導頂きたいと思います．

二つ目のポイントは**"痛いと来たらLQQTFSAを確認する"（Box 5）**です．OPQRST 法でも良いのですが，毎回痛みに対して聴くべき問診項目をちゃんと準備しておいてから患者さんの前に立つということです．学生や研修医に「痛みを主訴にした患者さんが来院した時，毎回聴かなければいけない問診項目を10 個以上挙げて下さい．」と聞いてみるとほとんどの人が10 個以上挙げることができません．これは医師として明らかに準備不足です．きちんと指導して，毎回これらの項目を確実に問診するように躾けてあげたいものです．

現病歴のポイント三つ目は**"時間軸を意識して分かりやすく記載する"**．学生・研修医のカルテ記載，プレゼンが下手な理由の一つは時間軸が分かりにくいことだと思います．私は**"時間について６つの質問をする"**ことを指導しています．**（Box 6）**一見すると覚えにくそうですが，そんなことはありません．時間軸に沿って話を聴くだけのことです．**（Box 7）**これを指導すると学生・研修医の病歴聴取がぐっと良くなること請け合いです．

高価値なケア High-Value Care をもっとやってみよう

Box 2　病歴の3つのパート

① 主訴：Chief Complaint (CC)
② 現病歴：History of Present Illness (HPI)

> 今回の病気について

③ 既往歴：Past Medical History (PMH)
④ 薬歴：Medications (Meds)
⑤ アレルギー：Allergies (All)

> 過去の健康問題について

⑥ 社会歴：Social History (SH)
⑦ 家族歴：Family History (FH)

> 健康問題以外の
> 社会，環境について

⑧ Review of Systems (ROS)
⑨ 身体診察：Physical Examination (P.E.)
⑩ 評価・計画：Assessment & Plan (A/P)

www.LPWM.com

Box 3 現病歴の3つのポイント

HPI 現病歴

1. 最初の1文は決まり文句で書く！
「年齢、性別，（人種），主訴と関係の深い既往歴，・・・の人がやってきた，～を訴えて。」

2. 痛いときたら，LQQTFSA を確認

3. 時間軸を意識して，分かりやすく記載

Box 4 現病歴の最初の一文

「年齢，性別，人種，主訴と関係の深い既往歴・社会歴 ・・・の人が（持続時間）の（主訴）を訴えてやってきた．」

例，当直帯で入院した胸痛患者さんを翌朝プレゼンする時

1. 「未治療の糖尿病，高血圧歴のある５５歳の男性が２時間前から持続する突然発症の胸痛を主訴に来院しました．」

2. 「生来健康な２２歳の男子大学生が昨夜飲酒後頻回の嘔吐を繰り返した際に発症した持続性の胸痛を主訴に来院しました．」

Box 5 現病歴のポイント その2

"痛い" ときたら LQQTFSA!

① Location/Radiation：場所と放散痛
② Quality ＆ Quantity：性質と程度
③ Time：時間 （6つの質問）
④ Factors：軽快・増悪因子
⑤ Setting：発症状況
⑥ Associated Symptoms：随伴症状

Box 6 現病歴のポイント その3

Time　時間

1. Onset・・・・・・・・・・・ 発症時間
2. How it Started ・・・ 発症様式
　　　　　　　　　　　（急性？緩徐？）
3. Duration ・・・・・・・・ 持続時間
4. Frequency ・・・・・ 頻度
5. Sequence・・・・・・・・ 経過
6. Experience ・・・・・・ 経験

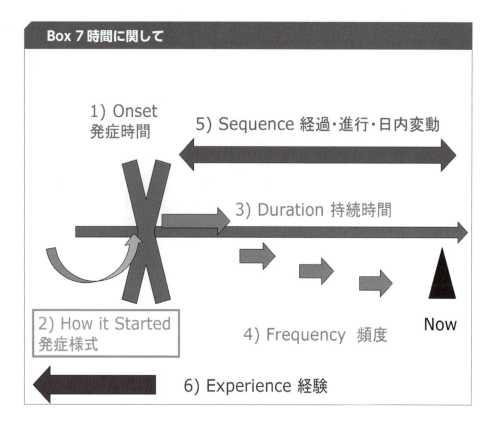

Box 7 時間に関して
1) Onset 発症時間
2) How it Started 発症様式
3) Duration 持続時間
4) Frequency 頻度
5) Sequence 経過・進行・日内変動
6) Experience 経験

3. 鑑別診断の意義

　学生・研修医を指導する際，是非説明して頂きたいのは我々医師が診断をするときに何を考えているかという具体的なステップです．一言で言えばそれは**"鑑別診断を漏れなく挙げ，問診と診察で絞り込む"**ということです．

　ベテランの医師はそれを無意識に行っているので"鑑別診断なんて本当に役に立つの？"と疑問に思っている方もいると思います．はっきり言えば，経験のある指導医の先生方にはもう必要はありません．診断できるようになっているからです．しかし，学生や研修医達にとっては絶対に必要な知識です．

　ただし"鑑別診断が大事"とお題目のように唱えていても初学者には何のご利益もあり

ません．"診断するための具体的な戦略なのだ"ということをぜひ具体的に説明してあげて欲しいと思います．

　例え話をします．くじが5本あり，その中に当たりが1つ．絶対に当てたいと思ったら何回くじを引きますか？"俺は自分の勘を信じて1回だけくじを引くぜ"という人はどうかしていますね（笑）．つまり一点買いは外れるから，外さないためには5回引けばいいという簡単な話です．

　では，診断する場合はどうでしょうか？鑑別診断を広げて最初に可能性を広く考えておけば，診断を外す可能性が減りますよね．当たり前のことです．でも実際の臨床の現場では

高価値なケア High-Value Care をもっとやってみよう

"自分の勘を信じて1回しかくじを引かない"式の一発診断診療がまかり通っていませんか. 経験のある先生方はそれでも診断を外さないかも知れません. しかし学生や研修医達は経験が少なく, 臨床の勘が働きません. そんな彼らにはこの一発診断方式を真似することがいかに間違っているか良く分かると思います. 指導医は, 初学者が "マグレ当りに頼らない" 診断法を指導する必要があるのです. 初学者が学ぶべきなのは "できるだけ診断を外さない" ために, 最初に鑑別診断という網を大きく広げ（その中に正しい診断が含まれている状況を作ってから）, それを問診と診察で絞り込んでいくという "診断のための具体的な戦略" です. この方法を分かりやすく言語化して説明し, 初学者が臨床の現場で正しく診断する訓練を積んでいくよう指導して欲しいと思います.

4．問診と診察で鑑別診断を絞り込め！

　ここでぜひ皆さんに指導して頂きたいのは "問診で確認するのは突き詰めて言えばたった2つの情報でいいんだ" ということです. それは（1）症状があるのか？（2）危険因子（＝患者背景）があるのか？ということです. **(Box 8)** 例えば, 胸痛の患者さんが来たとします. 当然皆さんは致死的な胸痛の鑑別診断としてキラー4と呼ばれる心筋梗塞, 大動脈解離, 肺血栓塞栓症, 緊張性気胸を最初に除外しなければいけない, と指導するでしょう. そのときに, 心筋梗塞の可能性をどうやって除外するのか, 具体的に指導して頂きたいのです. 問診すべきたった2つの情報とは（1）（その鑑別診断に挙げた心筋梗塞らしい）症状があるのか？（2）（その患者さんは心筋梗塞になりやすい）危険因子を持った人なのか？ということです. 胸痛と言っても, 心筋梗塞らしい絞扼感なのか, 放散痛を伴うのか. そして冠危険因子を確認させますよね. 糖尿病, 高血圧, 脂質代謝異常症, 喫煙歴, 家族歴. 皆さんが

Box 8 鑑別診断を絞り込め！

そして, 鑑別診断で挙がった一つ一つの診断について

病歴聴取から
　1．Symptoms:
　　　その疾患に特徴的な症状はあるか？
　2．Risk factors:
　　　その疾患になりやすい危険因子はあるか？
診察から
　3．Signs: 特徴的な徴候はあるか？
を確認し, その診断の可能性を理性的に判断していきます.

- 77 -

高価値なケア High-Value Care をもっとやってみよう

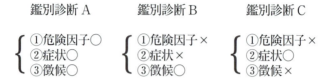

Box 9 病歴と診察で鑑別診断を絞り込め！

鑑別診断 A	鑑別診断 B	鑑別診断 C
①危険因子○ ②症状○ ③徴候○	①危険因子× ②症状× ③徴候○	①危険因子× ②症状○ ③徴候×

 もっとも可能性が高い診断は…**鑑別診断 A ！**

地道な病歴聴取と診察から，
それぞれの鑑別診断の可能性を吟味していき，
"もっとも可能性が高い（と理性的に判断できる）" 診断を選びだすこと．
それが初学者が身につけるべき戦略なのです！

普段無意識に問診しているのは，鑑別診断それぞれに対してたった2つの情報だと思います．学生・研修医にはそれを言語化して指導して欲しいのです．「この患者さんの胸痛は心筋梗塞らしいと思う？胸痛と言っても，心筋梗塞らしい絞扼感や圧迫感だったかな？放散痛は伴っていたかな？冠危険因子はあったかな？」そんな風に議論してあげると初学者でも問診によって鑑別診断を絞り込むという具体的なプロセスが理解できるのです．**(Box 9)**

5．カルテ記載の本当の意味（Box 10）

これまでに説明した内容を踏まえて，学生・研修医にもう一度，最初に説明したカルテに書くべき必須の7項目を見直してもらいます．①主訴，②現病歴というのは，鑑別診断に挙がった疾患の（1）症状をまとめて聴きだす部分，③既往歴から⑦家族歴までが（2）危険因子をまとめて聴きだす部分だったということ改めて説明します．たった7項目の問診で鑑別診断を絞り込む基本的な情報が詰まっている．これがカルテ記載の本当の意味です．

このように説明してあげると学生・研修医達もこの7項目だけは毎回ちゃんと問診しようと考えてくれると思います．このカルテの必須項目は西洋式の研修医教育が始まって以来，過去100年間，先輩達が失敗を繰り返してより選り，代々受け継いできたもの，いわば"秘伝中の秘"です．ですから我々も引き継いできたし，後輩たちに受け渡さなければならないのです．

> **Box 10 カルテ記載の本当の意味**
>
> 鑑別診断を絞り込む為の情報が記載されていますか？
>
> ① 主訴：Chief Complaint (CC)
> ② 現病歴：History of Present Illness (HPI)
>
> 　　　　　　　　　　　　　　　（1）症状を聴きだす項目
>
> ③ 既往歴：Past Medical History (PMH)
> ④ 薬歴：Medications (Meds)
> ⑤ アレルギー：Allergies (All)
> ⑥ 社会歴：Social History (SH)
> ⑦ 家族歴：Family History (FH)
>
> 　　　　　　　　　　　　　　　（2）危険因子を聴きだす項目
>
> ⑧ Review of Systems (ROS)
> ⑨ 身体診察：Physical Examination (P.E.)
> ⑩ 評価・計画：Assessment & Plan (A/P)

6．米国指導医のひと言

「（筆者に向かって）俺は医師として自分が100％の力で身に付けてきたものを，お前が90％の力で身に付けられるように全力でサポートしてやる．だからお前は残った10％の力を使って，俺ができなかったことをやれ．そうしないと医学は発展しないのだ．」横須賀米海軍病院で研修を始めたときに指導医に言われて物凄く感動したセリフです．これは米国の臨床教育の現場で良く使われるフレーズだそうです．我々は自分が身に付けてきたものを必死になって後輩達に受け渡し，自分達を早く乗り越えてもらわなければならないという覚悟で後輩達を教育してきたでしょうか．自分と同じ分だけ苦労しないと彼らのためにならないなんて考えていなかったでしょうか．"スプーンフィーディング"と呼ばれる口

を開けた雛鳥に親鳥が餌を与える方式の教育に対する批判があるのは十分承知しています．しかしこの米国指導医のセリフを振り返ったときに"スプーンフィーディングでいいんだ！いや，もっともっと詰め込んで，北京ダック方式を目指すのだ！"と思い，簡単であっても臨床で大事なことを毎日何度も繰り返しながら後輩達に指導しています．

"私は教えました．あとは自分でやりなさい．"といった無責任な教育ではなく"今日一日でこれだけは絶対にお前たちに身に付けさせるぞ"という気合を入れて彼らに指導しようと思っています．

私のこの拙い文章が，皆さんが後輩を指導する際の何かのヒントになれば幸いです．

文献

1) 大西弘高. The 臨床推論 研修医よ，診断のプロをめざそう！. 南山堂. 2012.
2) 野口善令．福原俊一．誰も教えてくれなかった診断学 - 患者の言葉から診断仮説をどう作るか. 医学書院. 2008.

3. 禁煙サポートのための認知行動療法
Cognitive behavioral therapy for non smoking support

臼井 洋介　Usui Yosuke

大生病院　精神科

[〒 350-1317 埼玉県狭山市水野 600 番地]

Department of Psychiatry,Taisei Hospital

E-Mail : nra14874@nifty.com

Highlight

I report on Nicotine dependent patient who wanted to stop smoking, by using Cognitive behavioral therapy (CBT). This patient, Mr A, is 35 years old. He works for an IT company. He had tried to stop smoking on his own, but he always failed after one or two months.

In CBT, he noticed his problem. He smoked in smoking restaurants with fellow company members while drinking. He did not choose non-smoking restaurants. And he did not know that smoking is addictive.

He wants to go to restaurants with fellow company members. In CBT, he decided "I will only choose non-smoking restaurants".

In Japan, smoking is not regulated in almost all restaurants. Compared to many other countries which are trying to decrease smoking in their populations, Japan is considered a developing country. I hope all restaurants become non-smoking by the 2020 Olympics and the Paralympic games in TOKYO.

高価値なケア High-Value Care をもっとやってみよう

Recommendations 提言

* 依存症の精神・心理療法は，信頼関係が極めて重要である
* 認知行動療法は，治療意欲がある人に向いている
* 認知行動療法は，プロセスが重要である

Keywords

ニコチン依存症（nicotine dependence），認知行動療法（Cognitive behavioral therapy:CBT），禁煙レストラン（non-smoking restaurant）

症例の解説とエビデンス

禁煙する意志が強いが，いつも1−2か月で失敗してしまうケースに，認知行動療法を行った．失敗してしまう場所は，居酒屋での宴会であること，お酒を飲んで判断力が低下していたことを見つめなおした．また，「1本ぐらい大丈夫」という認識で，依存症という疾病についての理解が不十分であったことも振り返った．

たとえ一時的に禁煙しても，宴会で再喫煙という悪循環に気づいてもらうことができた．しかし，本人は，会社の仲間との付き合いも重要であり，外食をしないわけにもいかなかった．そこで，禁煙飲食店を選んでいないことに気づいてもらい，行動の改善を支援した．

日本の飲食店では，いまだに受動喫煙が起きており，世界から大きく遅れていると言わざるを得ない．しかし，禁煙飲食店が少しずつ増えつつあるのも事実である．不十分ながらも受動喫煙防止条例が制定されている自治体もある．今後，2020年，東京オリンピック・パラリンピックを機会に，飲食店の禁煙推進が加速することを強く希望する．

認知行動療法について

認知行動療法は，治療意欲がある患者に向いている．WHO（世界保健機関），米国公衆衛生局なども，推奨している治療法で，その有効性は確立している．

a 思考・感情・行動を分けて見つめ直す
b 目標の設定
c 目標達成のための方法を模索する

上記a.b.c.の3つのプロセスが，認知行動療法

の本質である．患者自身に自己を見つめ直してもらい，患者自身が主体的に解決を模索する．治療者は，あくまで支援者であり支配者ではない．野球で言うならば，ピッチャーが患者で，キャッチャーが治療者といった具合だ．

認知行動療法は，書籍[1]等，よいものが多数，出版されている．禁煙支援に有効で認知行動療法から見出された具体的な知識・技法は，書籍「喫煙の心理学」[2]等を参照されたい．また，禁煙学的な知識は，書籍「禁煙学3版」[3]を参照されたい．

a. 思考・感情・行動を分けて自分を見つめ直す

認知行動療法の第一歩は，思考・感情・行動の3つをそれぞれ分けて見直すことである．そして周囲の状況である．例えば，**Box 1**のような表を使用する．

あくまで患者が主役であり，治療者は助言を行い，表の作成を支援する．患者が，物事をどの蘭に記載すべきは，重要ではない．禁煙と直接関係のない事柄でも，患者の情緒を安定させ，結果的に禁煙に結び付くことならば，記載してもらう．表を作ることで，患者が自分自身のことを整理し，問題を顕在化し，悪循環に気づくことが重要である．

b. 目標の設定

表の活用などによって患者自身の問題を整理・顕在化，タバコの悪循環に気づくことができたら，この悪循環を断ち切るためにどうすればよいかを話題にし，目標を設定する．目標設定も，主役は患者である．

c. 目標達成のための方法を模索する

目標が設定されたら，具体的にどんな方法でそれを達成するかを話題にしてみる．これも，主役は患者である．

Box 1　認知行動療法として記入してもらう表の例	
再喫煙 そのとき	言葉でも，絵でも結構です．
状況は？（時間，場所，誰がいたか等）	
どんな考え（思考）をしましたか？	
どんな行動をされましたか？	
どんな気持ち（感情）でしたか？	

高価値なケア High-Value Care をもっとやってみよう

認知行動療法の実践例

事例1　Aさん　35歳　男性
　　　　IT ソフト開発技術者

喫煙歴 15 年，禁煙にチャレンジするが，1-2 か月で，いつも失敗してしまう．
今度こそ，失敗したくないということで相談に来られた．

---

*　第 1 回面接　凡例

患者　　1 か月やめていたのですが，また吸っていたんです．1 本吸うと，どんどん吸い続けてしまいます．

治療者●　なるほど．禁煙に再チャレンジしたいのですね．

患者　　はい．今度こそ，やめたいのです．でも，どうして再喫煙してしまうのでしょうか？①

治療者●　人によって，いろいろ原因が異なります．ご自分でもわからない方が多いのです．そこで，認知行動療法というものを通して，ご自分を知り，再喫煙防止のために役立ててみませんか？

患者　　それは，どんなものですか？

治療者●　心理療法の 1 つです．プロセスを通して，認識と行動を改善するものです．有効性は確認されていますが，私が適任かどうか，やってみないとわかりません．しかし，私は最善の努力をいたします．来週まで，少し考えてみてください．最初は，このような表をつくります**(Box1)**．②

患者　　考えてみます．

高価値なケア High-Value Care をもっとやってみよう

3 禁煙サポートのための認知行動療法

＊ 第2回面接

次週，来院され，始めることになった．

1 思考・感情・行動を分けて見つめ直す

治療者● まず，再喫煙のときの周囲の状況，感情，行動，思考を分けて記載してみましょうか．
※なかなか進まない場合は，治療者が質問してみることも重要である．

治療者● 再喫煙された場所は，どちらでしたか？
　患者　飲み屋です．
治療者● 誰と一緒でしたか？
　患者　会社の仲間です．
治療者● 飲みに行ったのは，どんなきっかけでしたか？
　患者　会社のソフト開発プロジェクトで，納期に間に合ったんです．お疲れ様会で，赤ちょうちん
　　　　　の飲み屋に行きました．そしたら，喫煙してしまいました．
治療者● 飲み屋さんでは，あなたの他にタバコを吸う人がいたのですか？
　患者　ええ．私の後輩です．後輩から，タバコをもらってしまいました．私は，酔っていましたから，
　　　　　勢いがついていました．
治療者● そのときは，どんな気分でしたか？
　患者　ソフトが，無事に動いたので，気分がよくて，他のことはどうでもよくなってしまいました．翌
　　　　　日は酒が醒めてきましたが，タバコが止まらないのです．へこみましたね．
治療者● なるほど，表をつくってみましょうか．

- 85 -

高価値なケア High-Value Care をもっとやってみよう

Box 2	
再喫煙 そのとき	言葉でも，絵でも結構です．
状況は？（時間，場所， 誰がいたか等）	赤ちょうちんの飲み屋さん 久々に会社の仲間と飲みに行った． お酒を飲んでいた． 後輩からタバコをすすめられた．
どんな考え（思考）を しましたか？	苦労して作ったコンピューターソフトが納期に間に合った． 取引先も喜んでくれた．酒もうまいし，料理もいい． 達成感に浸っていた．他のことは，どうでもいい． タバコは，1本くらい大丈夫．また，すぐに止められる．
どんな行動を されましたか？	後輩にすすめらるまま，喫煙した． お酒も料理も食べていった． 本数は，どんどん増えていった．
どんな気持ち（感情）で したか？	達成感で，気分はよかった． ハイテンション↑↑↑ 酔っていて最高でした． でも，翌日もなかなかタバコが止まらないで，自己嫌悪に． へこみました・・・・・．

3

禁煙サポートのための認知行動療法

高価値なケア High-Value Care をもっとやってみよう

3

禁煙サポートのための認知行動療法

＊ Box 2 をみながら振り返る

治療者● 表をみて，どうでしょうか.

　患者　仕事がうまく行ったので，ハイになってました．自分を管理できていなかった.

治療者● 以前にも宴会で喫煙してしまい，また禁煙することを繰り返しています.

2 目標の設定

治療者● 禁煙しても，宴会で再喫煙という悪循環を断ち切るために，どうすればよいでしょうか？

　患者　飲みに行かなければいいんでしょうが，それはできないなあ.

　患者　飲みに行っても，タバコを吸わないことが目標ですね.

治療者● なるほど．では，目標を達成するために，どうしたらいいか，次回，模索しましょう. ③

- 87 -

高価値なケア High-Value Care をもっとやってみよう

* **第3回面接**
* **3 目標達成のための方法を模索する**

患者　作った表をみると，後輩にタバコを勧められて喫煙したのがきっかけになっています．

患者　私も酒を飲んでいて，判断力が鈍っていて，すぐに禁煙できるから1本くらい大丈夫だと甘い認識でタバコを吸っています． ④

治療者● よく気づかれました．お酒を飲んでいる状態で，タバコを勧められたら，断ることはできますか？

患者　断れないですね．雰囲気を悪くしてしまうのも嫌です．でも，自分からは吸わないので，他の人が喫煙しなければ大丈夫です．

治療者● となると，他の人が喫煙しないようにする方法ですね．

治療者● 他の視点について見直してみましょう．たとえば，場所です．今回は，赤ちょうちんの飲み屋さんですが，ここは頻繁に利用する行きつけですか？

患者　いいえ，だいたいその日の気分で適当なところに行きます．

治療者● せっかく，お疲れ様会をするのに，お店を選んでないのですか？ ⑤

患者　選んでないですね．繁華街を適当に歩いて，お店をみつけたら入りますね．

治療者● 飲食店が禁煙になっているかどうかは，考えないで，そのお店に入るのですね．

患者　ああ！禁煙のお店を選べばよさそうです．そうすれば，誰も吸わないだろうから．

治療者● それは，いい考えですね．禁煙のお店を選んでみましょう．

* **第4回面接**

患者　禁煙レストランを事前に探しました．誰もタバコを吸わなかったから，私も吸いませんでした．今後も，禁煙になっている飲食店を選びます．

　　　と，その成果を教えてくださった． ⑥

高価値なケア High-Value Care をもっとやってみよう

解説

第1回面接の①では，患者が禁煙したい，再喫煙してしまう原因を知りたいという意欲が伺える．認知行動療法には適している．②で認知行動療法を提案するが，これを使うかどうかも，患者に考えてもらう過程が重要である．

第2回面接では，表をつくるのだが，始めてみると，気が引けてしまい，患者1人で作ることが難しいものである．治療者が質問することで，記載をサポートする．

③のところで，治療者は，「飲みに行かな

ければいい」という感情も出てくるだろう．しかし，本人の決めた目標を尊重した方が良い．『目標達成のための方法を模索する』という次のプロセスで，改善方法を見出すことがあるからだ．

④で「1本くらい大丈夫」という認知が誤りであることに気づくことができた．

⑤では，今まで飲食店を選ばないで出かけていたことを指摘している．⑥で，禁煙の飲食店を選ぶという新たな行動を確認できた．

日本の現状

わが国では，禁煙支援に認知行動療法は，あまり活用されていないのが現状であろう．保険適応となる禁煙外来は，3か月以内と期間が短い．また通院も5回までとなっている．禁煙外来の医師は，薬物療法（禁煙補助薬）ばかりに気を取られてしまい，精神・心理療法まで思いつかなくなっていることも多いと考えられる．また，専任看護師等を置くことが保険適応の基準の1つであるが，そのことを知らない看護師も多い．薬剤師も禁煙補助薬の使用方法ばかりに気をとられがちである．認知行動療法は，医師だけが行うものではない．多職種が連携し，禁煙支援できる体制構築が急務である．
世界的に飲食店は禁煙であることが常識である．しかし，わが国では，まだまだ飲食店内

での喫煙が多い．喫煙席と禁煙席を分けていても，煙は拡散し，禁煙席に流れ込む．飲食店での受動喫煙は大きな問題である．換気装置や，しきりも費用がかかり，効果も不十分である．従業員の受動喫煙は労災とも言えるだろう．飲食店で，タバコの煙から，人を守るには，全席禁煙が最も安価で効果的である．しかし，多くの飲食店がいまだに禁煙できないのである．世界から大きく遅れていると言わざるを得ない．しかし，禁煙飲食店が少しずつ増えつつあるのも事実である．不十分ながらも受動喫煙防止条例が制定されている自治体もある．今後，2020年，東京オリンピック・パラリンピックを機会に，飲食店の禁煙推進が加速することを強く希望する．

- 89 -

高価値なケア High-Value Care をもっとやってみよう

まとめ　ニコチン依存症の精神・心理療法について

依存症の精神・心理療法は，治療者と患者との信頼関係が極めて重要である．これは，不良少年が，信頼できる生活指導の先生に出会い，立ち直っていく過程で生じる関係と類似している．そもそも患者も治療者も感情がある人間で，お互いに影響を与えうる存在である．つまり，人と人との「相性」も大切である．治療者は，必ずしも病院・診療所とは限らない．地域保健センターの保健師，福祉事務所の職員かもしれないし，会社の産業医・総務部かもしれない．

また，人生において禁煙するタイミング（時期）も重要である．「適切な治療者と，適切な時期」が大切である．つまり，A病院で禁煙できなくても，指導内容が記憶に残っていて，1年後に受診したB病院で禁煙できる可能性はある．

信頼関係とは，なれ合いではない．医療従事者は，禁煙指導を行うときに，治療者-患者関係が悪化することを恐れてはならない．ときに，嫌な気分を抱いてもよい．禁煙治療は，「何が，医療なのか」を治療者と患者の両方に問いかけていることでもある．タバコの有害性を明確に伝えてこそ，信頼に基づく医療である [3].

文献

1)　ポール・スタラード，下山晴彦（監訳）．子どもと若者のための認知行動療法ワークブック，金剛出版，2006.
2)　クリスティーナ・イヴィングス（著），作田　学（監修），福地　厚子（訳）．喫煙の心理学，産調出版，2007.
3)　日本禁煙学会編．禁煙学改訂3版，南山堂，2014.

4. 断酒をサポートする動機づけ面接法

Motivational interviewing: A promising treatment method to prepare people with alcohol problems for change in order to stop drinking

後藤 　恵　Megumi Gotoh

成増厚生病院 [〒 175-0091　東京都板橋区三園１−１９−１]
翠会ヘルスケアグループ精神医学研究所 Care Group
Narimasu-Kousei Hospital
The Institute of Psychiatry, Midorikai Health Care Group
E-Mail : goto_mgm@yahoo.co.jp

Highlight

Motivational interviewing is a promising treatment method to prepare people with alcohol problems for change. We can motivate them to stop their heavy drinking in order to recover from their diseases. Even if they cannot completely stop drinking, they might decrease their alcohol consumption into the recommended limits decided by the Japanese ministry of labor and welfare, their sufferings caused by alcohol drinking could be minimized.

In general hospitals, 20-25% of in-patients are suffering from diseases caused by heavy drinking. In cases where they stop drinking for several months or decrease their alcohol consumption so as not to worsen their diseases, they could save money and minimize their health problems. Whether one can keep to a routine of lower alcohol consumption or not can only be judged after the patient shows us that they can completely stop drinking, at least temporarily. For the first step of our treatment for clients with alcohol problems, we had better encourage them stop drinking completely.

Recommendations 提言

* 従来のアルコール依存症への指導法（底をつくまで好きなだけ飲ませる）は，認知症を発症する可能性があり，合併疾患によって死亡する患者が多いので採用しない
* アルコール依存症（疑いを含む）の患者には動機づけ面接法によって断酒を指導する
* 当面の禁酒によって合併疾患の改善や治癒が見込める患者には，依存症かどうかは話題にしないで，『治るまでやめてください』と明確に指導する
* 節酒も断酒もできない場合は，その事実を共有して依存症治療の専門家に紹介する

Keywords

動機づけ面接法，アルコール依存症，うつ病，共感的な態度，両価的状態

症例の解説とエビデンス

患者：会社勤務のＡ氏　53歳

　数年前からアルコール性肝炎を指摘されるも放置していた．職場の配置換えの後，上司の言葉が気に障るようになった．できない点を指摘されるのが苦痛で気分が落ち込み，夜も眠れなくなったため休暇を取った．休暇中は朝から飲酒し，酒量が増えて不眠が悪化した．Ｂ病院を受診して，アルコール依存症 (Box1) と2次性うつ病と診断された．入院を勧められたが納得できず，担当医と喧嘩して帰宅．その後，筆者の動機づけ面接を受けて，復職を目標に治療することを決意した．当初は断酒しないと述べたが，うつ病の治療と，そのための断酒には同意した．断酒しても，抑うつ状態が改善しなかったので抗うつ剤を処方し，棚卸しと呼ばれる人生の振り返りを実施．上司の言葉を被害的に解釈したため，怒りを感じていたことがわかった．復職後，上司の助言を冷静に受け止められるようになったと嬉しそうに報告した．現在も AA（Glossary 1）に通って断酒継続し，同じ部署に勤務している．

高価値なケア High-Value Care をもっとやってみよう

＊ Glossary 1：AA

Alcoholics Anonymous の 略. 匿名のアルコール依存症者の会. 飲酒をやめたいという願いによって集まり, 疾患の問題点（過去どのようであったか）と断酒した幸福（現在どのようであるか）について語ることにより, 断酒生活を維持する. 棚卸しなどによってそれまでの生き方を変えて, 断酒が有意義な人生を もたらすように, メンバー同士が援助しあう組織. AA を真似て日本で作られた断酒会も同様に効果的である.

症例の解説

患者が治療に取り組むには, 患者自身に理解でき努力に値すると思える治療目標を定める必要がある. 最初から依存症を認めさせようとしたり, 生涯にわたる断酒を指導すれば, 多くの患者は理解できずに戸惑って, 治療を拒否するであろう. しかし, 依存症かどうかという議論はいったん脇に置いて, うつ病やアルコール性肝炎が治癒するまでという期限付きの断酒を提案されるのであれば, 患者は理解しやすく受け入れやすい.

アルコール依存症の患者が, うつ病を発症する例は少なくない. 依存症患者の30-80％が, 生涯に一度はうつ病と診断される. 患者にとって, アルコール依存症を認めることはしばしば困難であるが, うつ病を認めて, その治療

に取り組むことは比較的たやすい. したがって, うつ病治療を入り口にして断酒に取り組むと, 良好な結果が得られる.

内科医であれば,「肝炎が改善するまで禁酒しましょう」という切り口もあり得る. 大量飲酒には, 肝機能障害や糖尿病, 高血圧, 心筋梗塞, 心房細動などの慢性疾患が伴う. 飲酒時の事故による多発性外傷や, 消化器癌も珍しくない. これらの疾患を治療する立場の医師は, 当該疾患の治癒（または改善）のために当面の断酒を指導すると良い.「少しぐらいなら飲んでもよい」と言えば, それまでの大量飲酒が安全であると保証したような結果を目にすることになる. アルコール依存症者の多くは普通の会社員や主婦であり, 一見してそうとわかることは少ない. 患者が依存症者であれば,「少しだけ飲む」ことはできない. 飲み始めれば, 飲酒量を統制できずに泥酔するまで飲んでしまう. もし依存症でなければ, さほどの努力を必要とせずに当面禁酒できる. どちらの患者に対しても, 主治医は疾患の治癒後に, または数カ月以上の断酒を確認してから, 厚生労働省の勧める限度量内の飲酒（Glossary 2）を許可すればよい. それでこそ, 疾患の早期治癒という点で患者の利益にかなう. 患者が依存症であれば,「節酒も断酒できないという現実」に直面する良い機会が得られるので, その事実を共有して専門治療に紹介する.

＊ Glossary 2：飲酒限度量

成人男性では１日に日本酒0.9〜1合またはビール500ml. 女性は半分から３分の２程度. ３合以上（ビール３本以上）は大量飲酒とされている.

A 氏は, うつ病から回復するために, 離脱管理の処方薬を服用して断酒した. しかし, 抑うつ気分が改善せず抗うつ剤が必要であった. 断酒のためには, AA や断酒会に通うことが必要である[1]. 彼は AA を選択して毎晩通い始めた. 断酒会は夫婦単位で通うので, 妻（配偶

高価値なケア High-Value Care をもっとやってみよう

者や家族）の理解と協力が得られる症例に向いている．

アルコール依存症者は，脳機能障害のために感情の統制が困難である．前頭葉が萎縮して理性的判断ができず，些細なことに怒りを覚えたり，他者の意見を被害的に解釈したりする．このような認知の歪みは断酒後にも長く残る．そこで，断酒し始めた患者には『棚卸し』を勧める．棚卸しでは，それまでの人生を振り返って，苦手分野と得意分野について検討する．失敗の多い領域（短所）については，社会復帰の前に認知行動療法などで，思考や行動を修正しておく．A 氏の場合は，上司の言葉を被害的にとらえて，うつ病を併発していたことが自覚できた．配置換え先の部署で不慣れな仕事をするのに，上司の注意が入るのは自然なことであったのに，飲酒によって認知をゆがめられた A 氏は，いじめられる・叱られると被害的な解釈をしていたのである[2]．復職後の職場は依然と同じであったが，上司の言葉を助言として受け止め，前向きに勤務できるようになった．依存症の回復には，このような生き方の変更がしばしば必要である**（Box1: 依存症の診断基準）**．

動機づけ面接法とは

アルコール依存症の患者は，治療を拒否することで知られている．換言すれば治療の動機が欠如しているのである．アルコール病棟の入院患者でさえ，5 人に一人は治療に取り組む気持ちがほとんどない．動機づけ面接法は，そのような動機のない患者を治療に導入するために開発された，画期的な面接法である[3]．

動機づけ面接法によれば，患者の動機は面接によって形成できる．そのために最も重要なことは，医師の共感的な態度である．温かく誠実な態度で，共感を表現しながら面接すると，患者との間に良好な関係ができる．そのような治療関係を基礎として，患者の価値観を聞き取り，その価値にかなう治療目標を定める．この目標を獲得することが治療の動機となる．患者の希求する価値は**Box 2**の中に入る．A 氏の場合は，治療の目標として復職を選択した．

ここで注意すべきは，動機にはさまざまな段階があり，段階ごとに援助法は異なると言う点である．動機の欠如した拒否的な患者には，医師は彼らの幸せを願っており，侮辱するつもりはないと理解できるように面接する．そのためには，最初から断酒の話をするのではなく，

Box 1　アルコール依存症の診断基準

1）強迫的飲酒欲求
2）飲酒の統制困難
3）耐性の増加
4）生理学的離脱症状，および
　　飲酒による離脱症状の回避
5）趣味や楽しみの喪失
　　飲酒と回復の時間の延長
6）問題があっても飲酒している

Box 2　求められる価値

健康
　健康な身体をとりもどしたい．認知症になりたくない．癌になりたくない

仕事の成功
　仕事に就きたい．成功したい．地位を得て尊敬されたい．収入を得たい．

愛情
　親に愛されたい．孫と遊びたい．親として子どもに良くしてあげたい．

高価値なケア High-Value Care をもっとやってみよう

取り組みやすい別の目標（うつ病の治療・糖尿病の管理など）を先に決定する．次に，目標のために飲酒は役に立っているか？それとも障害物か？と尋ねる．すると，目標を獲得するために断酒したほうがよさそうだという結論が引き出される．医師が断酒を提案してもよいが，患者自ら断酒を選択するほうが，積極的な努力を引き出すことができ，より良い結果が得られる．飲酒問題を抱えた患者は，飲酒と断酒の両方に心を惹かれて迷っているのであり，断酒しないと決めているわけではない．たとえ，断酒しないと述べたとしても，心は両価的状態にあって迷っているものである．

　動機づけには，このように動機のない段階から，いくらか形成された段階を経て，強固な動機を持つ段階に至るプロセスが想定されている．禁煙を研究したプロチャスカとディ・クレメンテは，患者が行動を変える過程で，5つの段階を通ると提唱した[4]（Box 3：変化の5段階と動機づけ）．　動機づけ面接の第一段階では，状況を見通す俯瞰的な援助が望ましい．利益損失対照表であれば，飲酒と断酒のメリットとデメリットを，4つの視点から分析する．決断期以降では，断酒に気持ちが傾いているので，ただちに断酒を話題にして差し支えない．利益と損失の比較でも，飲酒のデメリットと断酒のメリットを確認すればよい（Box 4：利益損失対照表）．

　動機づけ面接では，4つの技術を用いて行動を変える決断の言葉を引き出す．その技術とは O（open question）A(affirm) R(reflective listening) S(summary) であり，

Box 3　変化の5段階モデルと動機づけ

動機づけの第一段階：動悸を形成する段階

前熟考期	問題があるとは気がついていない段階	情報を提供して問題に気がつくようにさせる	あっさりとした情報提供が効果的
熟考期	問題と飲酒の関連を考える段階	飲酒と断酒の両方に気持ちが惹かれる、両価的な状態	飲酒と断酒の双方の面を検討する

動機づけの第二段階；形成された動機にしたがって行動を変える段階

決断期	断酒の決意をする段階　断酒に気持ちが傾いているので，断酒の話しから開始しても差し支えない．		病院やＡＡなどの情報を提供する
実行期	断酒を実行するために，入院や通院をする段階．　ＡＡや断酒会を選択することもできる．		実行を促すために先輩を紹介すると良い
維持期	断酒を維持する段階．成功している要因を分析し，その要因が失われないように気を付けておく．		気をつける．断酒して良くなったこと，手に入った価値を確認する

高価値なケア High-Value Care をもっとやってみよう

Box 4 利益損失対照表

飲酒の利益	飲酒の損失	断酒の利益	断酒の損失
楽しみ	肝炎・肝硬変	健康を取り戻す	不眠
リラックス	糖尿病	貯金ができる	楽しみを失う
ねむれる	心筋梗塞	結婚する	友だちと遊べない
ほっとする	失業・離職	仕事につく	話しがつまらない
友達と話せる	退学	子どもを産む	盛り上がれない
デートが楽しい	借金・貧困	学校に戻る	不安がとれない
暇つぶし	離婚	資格を取る	可愛がられない
不安が和らぐ	自己中心的	仕事に成功する	デートできない
外出できる	意地悪	家を建てる	ストレスがたまる
動悸が収まる	気分の揺れが激しい	離婚を回避できる	部下と話ができない
やる気が出る	不安症・こわがり	家族に認められる	ひらめきを失う
勇気が持てる	長電話で嫌われる	家族に愛される	腹蔵なく話せない
気が大きくなる	待てない・イライラ	現実的な幸せ	リラックスできない
言いたいことがいえる	批判がましい		
	現実逃避		

Box 5 OARS

Open question	開かれた質問	何故？どうして？どのように？等考えないと答えられない質問. 患者の主体性を育て, 背金のある取り組みを促す.	質問. 患者の考える力を引き出して主体性を育て, 責任のある取り組みを促す.
Affirm	承認・賞賛	褒めると良い治療関係ができる. また患者の自信が育まれる. 自信がないために行動の変化を選べない患者には特に効果的な援助技術である.	
Reflective listening	反映的傾聴	患者の言葉を少しずつ繰り返して返す. 共感と受容を表す基本的な技術. 自分の言葉を繰り返し聞くことにより, 患者の思考が深化する.	
Summary	要約	患者の話しを時々要約して返す. 不要なところを捨て, 大切なところを繰り返すと, 患者の記憶に残り, 思考の深化を助ける.	重要な点が患者の記憶に残り, 正しい方向を選ぶために役に立つ.

頭文字を取ってOARSと呼ばれている(Box 5). 面接者は患者に, OARSを用いて現状に対する認識と, 将来の希望について質問する. 患者が行動を変えようと決意するには, 飲酒によって破壊された現状と幸せだった過去の生活を比較し, その違いを実感する必要がある. 幸せな過去を持たない患者には, どのような生活であれば生きていけそうかと質問する. 取り戻したい幸せな過去や, 希望的な未来の生活を明らかにした後, それを手に入れるには, どうしたら良いと思うか? と尋ねる. すると患者の言葉で節酒や断酒の必要性が語られる. 返答が曖昧であれば, 医師から断酒を提案する.

動機づけ面接法による断酒指導の実際

飲酒が原因で疾患を悪化させている患者には, 毎日飲んでいるかどうか, 何を (どの種類のアルコールを) どのくらい飲んでいるか, 何歳から (または何年くらい) 飲んでいるかを尋ねる. 日本酒3合以上またはビールを1.5L以上毎日飲む人は10年程度で, 5合以上飲む人は5年程度で依存症を発症するとされる. 10代の若者や女性の場合は, 半年程度で依存症になった症例もあるので注意されたい. ブラックアウトの経験についても質問しておくとよい. 脳細胞が破壊される危険な状態だからである.

大量飲酒の習慣がある患者は, 依存症かどうかにかかわらず, 当該疾病の治癒まで, 明確に禁酒を指示する. その際, 動機づけ面接の共感的な態度で断酒指導を行うと, 患者との関係が破壊されないので, 良好な治療結果が期待できる. 当面の禁酒を明瞭に指示すると, すぐには断酒できなくても, 患者が節酒に成功する可能性は高いので, 疾病が早期に改善し得る. 依存症でない患者は, すぐに断酒するので, さらに良い経過をたどる. 節酒を指示してしまうと, 大量飲酒者は従来通りの飲酒量を継続することになり, 治療経過は不良となる. 節酒を提案してもよい時期とは, 当該疾患が改善しているか, 少量の飲酒があっても疾患の管理に弊害がないと判断できる頃である.

断酒に同意が得られない場合は, どのくらいの量まで減らせそうかについて話し合う[5]. 何時ごろからどのような状況で飲むか質問し, 早朝や昼から飲む場合は大量飲酒につながる危険性について説明する. 空腹時の飲酒は避けたほうが良いので, 飲酒前に夕飯をしっかり食べるように指導する. 糖尿病の患者には, アルコールもカロリーとして計算すべきであることを教育する. 不眠が怖くて飲酒に頼る人達には, 睡眠導入剤や感情調整剤を処方し, 「飲酒しない日は薬を飲んで寝るように」と指示する. 処方薬で眠れるのであれば, お酒を飲む必要はないと述べる中高年の患者は意外に多い. ここでは, アルコールと処方薬を併用しないよう, しっかり指導しておくことが肝要である. 飲酒後に処方薬を服用し, 過量服薬で救急搬送されるなどの事故を起こさないためである.

日本の現状

アルコール依存症患者は109万人と言われるが, 治療を受けている人は4%程度に過ぎない. すなわち96%の依存症患者は, 治療されずに放置されている. 従来の依存症治療によれば, 患者は「底をついて」「断酒する気持ちになるまで」「好きなだけ飲むように」と指導されるので, 大量飲酒によって疾病は悪化する. 大量飲酒が加速すれば, うつ病や認知症を発症することもある. 飲酒運転による他殺や交通事故, 様々なスポーツ事故や自殺による多発性外傷, 肝硬変や重症の糖尿病, 心房細動による脳梗塞など, 大量飲酒による弊害は枚挙にいとまがない. また, 最近日本では若い女性の飲酒量が増加している. 2013年現在のAA

サーベイランスに依れば，AA メンバーの40%が女性である．

おわりに

　動機づけ面接法によって断酒を指導すれば，多くの患者が合併疾患から回復して，健康を取り戻すことができる．またはより良い疾病管理によって健康寿命の維持に成功するであろう．たとえ断酒できなくとも，断酒指導によって，厚生労働省の決めている飲酒限度量以下に抑えられれば，健康被害は減少する．総合病院では20-25%が飲酒関連疾患による入院であることを考えれば，疾患の治癒まで禁酒するだけでも，または疾患の重症化を防ぐために節酒するだけでも，患者の不幸の低減と医療費の大幅な減額が見込める．節酒指導で十分な患者とは断酒できる人であるから，アルコール関連疾患の治療に当たっては，節酒からではなく，断酒指導から開始したほうがよい．

文献

1) 後藤恵．相互援助（自助）グループと治療共同体：脳とこころのプライマリケア　第8巻　依存 ，シナジーKK，東京，2011.pp507-518.

2) Twerski, AJ.Addictive Thinking: Understanding Self-deception, Hazelden Foundation, Minnesota,USA,1997.

3) Miller.WR, Rollnick S. Motivational Interviewing: prepare people for change, Guilford press, London/New York, 1991. 松島義博，後藤恵翻訳，動機づけ面接法，基礎・実践編，星和書店，東京，2007.

4) 松島義博，後藤恵，猪野亜朗訳（上記の本の後半部分）．動機づけ面接法，応用編，星和書店，東京．

5) 後藤恵．内科医のための動機づけ面接法:Frontiers in Alcoholism, vol3,No2,pp141-146,メディカルレビュー社，東京，2015.

5. うつ病患者への認知行動療法

Cognitive behavioral therapy for the patients with depression

金井貴夫　Takao Kanai, MD

千葉大学医学部附属病院東金九十九里地域臨床教育センター・

東千葉メディカルセンター　内科（総合診療科）

〒283-8686　千葉県東金市丘山台三丁目6番地2

Higashi-Chiba Medical Center

E-Mail：tkanai@mti.biglobe.ne.jp

Highlight

Cognitive-behavioral therapy (CBT) is the systematized psychotherapy which relieves and helps with problem solving by changing cognitive patterns affecting his or her behavior and emotional state, and which was developed for treatment of depression by American psychiatrist Aaron T Beck in the 1970s. CBT is effective in not only depression but also other mental disorders, sleep disorders, and chronic pain.

In Europe and the United States guidelines, psychotherapy including CBT is recommended as initial treatment for the patients with mild-to-moderate depression. In the guidelines of the Japanese Society of Mood disorders in 2012, psychotherapy is recommended in the same line as antidepressants to patients with mild depression, and is not recommended in moderate-to-severe depression except in combination therapy with pharmacotherapy in the maintenance therapy period.

In the United States, CBT is incorporated as a required subject for psychiatrists residency training by American Psychiatric Association.

In Japan, the training system of CBT therapists has not been established and CBT has not been reflected in the medical fee.

Though physician must see many patients in a limited time, they can not afford to carry out CBT which requires a long time.

CBT hasn't spread easily in Japan in such reasons.

New type of CBT including third wave CBT, computer-Internet CBT, self-help CBT, telephone-administered CBT, CBT by primary care physician, and group CBT are all effective for the patients with depression. We are expecting the CBT of the new style suitable for Japanese culture and society which maximizes effectiveness in a short time, and minimizes the by therapists.

Recommendations 提言

* **認知行動療法はうつ病や不安障害などの精神疾患のみならず，睡眠障害，慢性疼痛など多くの疾患に有効である**

* **認知行動療法に診療報酬への反映を**

* **多くの臨床医・臨床心理士が認知行動療法のトレーニングを受ける機会（研修・ワークショップ・スーパービジョン）や養成システムの創出を**

症例の解説とエビデンス

初産から半年後にパニック発作で救急外来を受診した 32 歳女性

Ａ子さんのケース

第 1 子出産後まもなく食欲がなくなった．子どもの夜泣きで眠れない日が続き，気分が沈みがちになった．産後 3 か月頃には何をするにも億劫になり，いらいらして子どもに当たるようになった．「自分は子どもを愛せない体質なのでは？」と思い詰めるようになった．産後 6 ヶ月頃，育児ノイローゼなのではと不安に思った夫に連れられて精神科外来を受診した．初診時に担当医から「産後のホルモン変化により多くの妊産婦が経験する病態であり，身体的問題でもあなた自身の責任でもない」など丁寧な説明がなされ，Ａ子さんは「その口から気が楽になった」と述べた．Ａ子さんは，授乳中であり，なるべく薬を飲みたくないという希望を外来担当医に伝えた．認知行動療法主体の治療（薬物療法は抗不安薬の屯用のみ）が行われ，速やかに抑うつ症状は改善し，治療開始 1 ヶ月後には抑うつ症状は消失した．Ａ子さんは，その後 2 年間抑うつ症状の再燃もなく元気に過ごし，現在第 2 子を妊娠中である．

Keywords

認知行動療法（cognitive behavioral therapy），うつ病（depression），大うつ病性障害（major depressive disorder），高価値ケア（high-value care）

症例の解説

産後うつ病の典型例である．産褥期女性の10〜15%が産褥期うつ病を経験すると報告されている．産後うつ病は，出産の2週間後から数ヵ月程度の間に発症し，「育児ノイローゼ」と扱われて治療の機会を逃すことが多い．未治療のまま放置されると重症化，長期化しやすく，子どもにも悪影響を与え，無理心中に至る例もある．症状は一般のうつ病と同じであり，本ケースでは，抑うつ気分，興味・喜びの減退，食欲低下，不眠，意欲・活動性低下，自責感，不安，焦燥を認め，DSM-5の大うつ病性障害と診断され，日常生活に支障が出はじめているため，重症度としては中等症である．

欧米のガイドラインでは，軽症から中等症のうつ病患者に対する治療としては認知行動療法（Cognitive behavioral therapy；CBT）を含む精神療法が初期治療として推奨されている[1-4]．中等症以上のうつ病でもCBTの有効性が多くのランダム化比較試験やコホート研究で示されており，特に個人セッションが有用である[5-10]．米国精神医学会（APA）のガイドラインでは，軽症から中等症のうつ病では精神療法の単独治療，中等症から重症では抗うつ薬と精神療法の併用を推奨しており，また，妊産婦や授乳婦，あるいは，妊娠を希望する女性のうつ病では，うつ病に焦点を当てた精神療法による単独治療が推奨されている[2]．

急性期のCBTは急性期の薬物療法に比べて再発・再燃率を低下させ，寛解後も認知行動療法を継続すると，継続しない場合に比べて再発・再燃率が低下する[11]．

最近では，第3世代認知行動療法[12]，コンピューター・インターネットCBT[13-15]やセルフヘルプCBT[16]，電話によるCBT[17-18]，プライマリケア医によるCBT[19-20]，グループCBT[21]など新しい形式のCBTが，うつ病に対してそれぞれ有効であることが示されている．

＊ Glossary
CBT: cognitive behavioral therapy

1970年代に米国の精神科医Aaron T Beckによって開発され，人間の気分や行動に影響を与える認知（ものの考え方や受け取り方）の偏りを修正することによって，心を軽くしたり，問題解決を手助けしたりする体系化された精神療法である．現在では，うつ病のみならず，不安障害やストレス関連障害，パーソナリティ障害，摂食障害，統合失調症などの精神疾患や睡眠障害，慢性疼痛に対する治療効果を裏づけるエビデンスが多く報告・蓄積されている．

日本の現状

2003年に精神科薬物療法研究会によって作成された大うつ病性障害の治療アルゴリズム[22]において,軽症から中等症のうつ病でさえ,CBTなどの精神療法は,推奨される治療法としては挙げられておらず,SSRI（Selective Serotonin Reuptake Inhibitor）,SNRI（Serotonin and Norepinephrine Reuptake Inhibitor）といった抗うつ薬が第一選択の治療とされてきた.

2012年に日本うつ病学会で作成されたガイドライン[23]で,ようやく「初診時には薬物療法を開始せず,傾聴,共感などの受容的精神療法と心理教育を開始し,治療経過の中で病態理解を深め,より体系化された精神療法あるいは薬物療法の選択肢を検討する」と記載された.

しかし,中等症から重症のうつ病では,2013年に改定されたガイドライン[24]でも,CBTを含む精神療法は推奨されていない.維持療法期にCBTなどエビデンスに基づいた精神療法（EBPT；Evidence-based psychotherapy）を併用することは再発予防効果が高まるとして推奨されているが,精神療法単独は「推奨されない治療」と位置付けられている.

日本でCBTの普及が遅れている背景には,CBT治療家の養成制度が遅れていた点が挙げられる.2010年から,うつ病に対するCBTに診療報酬（30分を超えた場合,精神保健指定医による場合は500点,それ以外は420点）が請求できるようになったが,「認知療法・認知行動療法に関する研修を受講するなど,習熟した医師が実施した場合のみ」という制限が付いている.よっ

て,カウンセリングのプロである臨床心理士が実施しても点数にならないのである.実際,多くの患者を診療しなければならない多忙な医師が,長時間を要するCBTを行う余裕はなく,1人の患者にCBTを行う時間に,より多くの患者に薬物療法中心の治療で通院精神療法（5分以上30分未満で330点）を施行した方が,診療報酬が高くなるという現実がある.

また,CBTの習熟には一定のトレーニングを要する.アメリカでは,米国精神医学会の精神科レジデンシートレーニングの必修科目としてCBTが組み入れられており,精神科医の専門研修中に15〜30時間の講義と2〜5例の症例スーパービジョンが行われている大学もあるが,日本には,このような医師に対するCBTの養成システムがほとんどない.

いまや,日本でもうつ病の治療にCBTが有用であるという情報が流布し,CBTを求めて精神科外来を受診する患者も多い.この需要に応えるためにどうすればよいのか？

英国中心に行われている,コンピューター・インターネット支援型CBTやセルフヘルプCBT,電話によるCBTなど簡易型CBTはその一法であろう.2011年に厚生労働省による認知行動療法研修事業や日本認知療法学会や日本行動療法学会が開催するワークショップが開催されるようになった.こうした研修事業が,より大規模,かつ,組織的に行われていく必要がある.また,精神科専門医のみならず,プライマリケア医や臨床心理士など多くのCBT治療家を養成していく必要がある.一方では,CBTが診療報酬に反映されることも急務である.

まとめ

　CBT は，うつ病や不安障害などの精神疾患のみならず，睡眠障害，慢性疼痛など多くの疾患に有効である．しかし，現状では，CBT が診療報酬に十分反映されておらず，CBT の治療家を養成するシステムが確立していない．短時間で効果を最大限にし，治療者間技術の差異を最小限にするような，より日本の文化や社会，風土に合致した CBT の開発とその効果の実証が望まれる．

文献

1) Davidson JR. Major depressive disorder treatment guidelines in America and Europe. J Clin Psychiatry. 2010 ;71 Suppl.

2) Gelenberg AJ, Freeman MP, Markowitz JC, et al. American Psychiatric Association. Practice guideline for the treatment of patients with major depressive disorder (third edition), 2010.

3) Bauer M, Bschor T, Pfennig A, et al. World Federation of Societies of Biological Psychiatry (WFSBP) Guidelines for Biological Treatment of Unipolar Depressive Disorders in Primary Care. World J Biol Psychiatry. 2007; 8: 67-104.

4) National Collaborating Centre for Mental Health commissioned by the National Institute for Health and Care Excellence (NICE). Depression in adults: the treatment and management of depression in adults (updated edition), 2009.

5) Miller IW, Norman WH, Keitner GI. Cognitive-behavioral treatment of depressed inpatients: six- and twelve-month follow-up. Am J Psychiatry. 1989;146:1274-9.

6) Stuart S, Wright JH, Thase ME et al. Cognitive therapy with inpatients. Gen Hosp Psychiatry. 1997;19:42-50.

7) Wampold BE, Minami T, Baskin TW. A meta-(re)analysis of the effects of cognitive therapy versus 'other therapies' for depression. J Affect Disord. 2002; 68:159-65.

8) Parker G, Roy K, Eyers K. Cognitive behavior therapy for depression? Choose horses for courses. Am J Psychiatry. 2003;160: 825-34.

9) DeRubeis RJ, Hollon SD, Amsterdam JD et al. Cognitive therapy vs medications in the treatment of moderate to severe depression. Arch Gen Psychiatry. 2005;62:409-16.

10) Dobson KS, Hollon SD, Dimidjian S et al. Randomized trial of behavioral activation, cognitive therapy, and antidepressant medication in the prevention of relapse and recurrence in major depression. J Consult Clin Psychol. 2008;76:468-77.

11) Vittengl JR, Clark LA, Dunn TW, Jarrett RB. Reducing relapse and recurrence in unipolar depression: a comparative meta-analysis of cognitive-behavioral therapy's effects. J Consult Clin Psychol. 2007; 75(3):475-88.

12) Churchill R, Moore TH, Furukawa TA. 'Third wave' cognitive and behavioural therapies versus treatment as usual for depression. Cochrane Database Syst Rev. 12013;8; 10: CD008705.

13) Kaltenthaler E, Parry G, Beverley C, et al. Computerised cognitive-behavioural therapy for depression: systematic review. Br J Psychiatry. 2008;193: 181-4.

14) Kessler D, Lewis G, Kaur S, et al. Therapist-delivered Internet psychotherapy for depression in primary care: a randomised controlled trial. Lancet. 2009; 374 : 628-34.

15) Titov N, Andrews G, Davies M, et al. Internet treatment for depression: a randomized controlled trial comparing clinician vs. technician assistance. PLoS One. 2010; 5, e10939.

16) Williams C, Wilson P, Morrison J, et al. Guided self-help cognitive behavioural therapy for depression in primary care: a randomised controlled trial. PLoS One. 2013; 8: e52735.

17) Simon GE, Ludman EJ, Tutty S, et al. Telephone psychotherapy and telephone care management for primary care patients starting antidepressant treatment: a randomized controlled trial. JAMA. 2004; 292: 935-42.

18) Mohr DC, Ho J, Duffecy J, et al. Effect of telephone-administered vs face-to-face cognitive behavioral therapy on adherence to therapy and depression outcomes among primary care patients: a randomized trial. JAMA. 2012; 307: 2278-85.

19) Linde K, Sigterman K, Kriston L, et al. Effectiveness of psychological treatments for depressive disorders in primary care: systematic review and meta-analysis. Ann Fam Med. 2015;13: 56-68.

20) Cuijpers P, van Straten A, van Schaik A, et al. Psychological treatment of depression in primary care: a meta-analysis. Br J Gen Pract. 2009; 59: e51-60.

21) Huntley AL, Araya R, Salisbury C, et al. Group psychological therapies for depression in the community: systematic review and meta-analysis. Br J Psychiatry. 2012; 200: 184-90.

22) 塩江邦彦, 平野雅巳, 神庭重信. 大うつ病性障害の治療アルゴリズム. 気分障害の薬物治療アルゴリズム（精神科薬物療法研究会　編集, 本橋伸高責任編集), pp.19-46, じほう, 東京, 2003.

23) 日本うつ病学会気分障害の治療ガイドライン作成委員会. 日本うつ病学会治療ガイドラインⅡ. 大うつ病性障害 2012 Ver.1 http://www.secretariat.ne.jp/jsmd/mood_disorder/img/120726.pdf

24) 日本うつ病学会気分障害の治療ガイドライン作成委員会. 日本うつ病学会治療ガイドラインⅡ. 大うつ病性障害 2013 Ver.1.1. http://www.secretariat.ne.jp/jsmd/mood_disorder/img/130924.pdf

6. 認知症患者と
その家族・地域への包括的ケア

Community comprehensive care for dementia patients and their families

山口　潔　Kiyoshi Yamaguchi

医療法人社団創福会ふくろうクリニック等々力　理事長・院長

Soufukukai Medical Corporation Fukurou Clinic Todoroki

E-Mail：yamaguchi@296296.jp

Highlight

In order to practice "high-value care" of dementia patients, in addition to diagnosis and drug therapy, it is necessary to undertake comprehensive care that considers prevention, non-drug therapy, rehabilitation, management of physical complication, terminal illness, and support for the family.

Performing comprehensive care for dementia patients requires treatment having close connections with the local area, and community health care in turn requires collaboration with a range of people in health-related positions, institutions and offices spanning nursing care, welfare, and other areas.

In order to carry out comprehensive care of dementia, the five principles of primary care - proximity, comprehensiveness, continuity, coordination, conscious of the responsibility - should be implemented. It is also important from the point of view of community oriented care, the importance of non-drug therapy, outreach, home care of physical complications, and family care of cooperation with the clinical psychologist.

By reading this article, it is hoped that more people will play their role to establish a community comprehensive care system in order to prevent dementia and create a community where dementia patients can live in peace and safely.

高価値なケア High-Value Care をもっとやってみよう

Recommendations 提言

* 認知症の包括的ケアにおいては，プライマリ・ケアの5原則を意識しよう
* 多職種と協働しながら，認知症の方の困りごとのすべてに対応する力をつけよう
* 薬物療法だけでなく，非薬物療法やリハビリテーション・ケアの指導を行なおう
* 物忘れ外来だけでなく，「物忘れ往診」を行い，早期診断を心がけよう
* 在宅医療では，急性疾患の在宅・施設診療による入院回避を心がけよう
* 家族ケアは臨床心理士と協働するとよく，診断時，施設入居時に集中的に行なおう
* 地域活動を行い，認知症の地域包括ケアシステムを牽引する存在になろう

Keywords

多職種協働，非薬物療法，家族ケア，身体合併症，在宅医療，物忘れ往診

はじめに

　認知症をはじめとする慢性疾患の対応は，診断と薬物療法にとどまらず，予防からリハビリテーション，終末期ケアに至るまでの包括的なケアが必要である．さらに認知症は介護が必要な疾患であり，家族をはじめとする介護者への配慮も欠かせない．医療・介護・福祉・保健にわたる多職種のスタッフや機関・事業所の協働が必要になる．

　包括的ケアをどのように実現していくか．当院は世田谷区玉川地区で「高齢者総合支援診療所」を標榜し，認知症診療システムを整備してきた．その経験をもとに現時点でのHigh-value care の姿を明らかにしたい．

認知症の包括ケア

　認知症は神経内科が診るのか精神科が診るのか，あるいは家庭医が診るのかなどという議論をしているうちは，包括ケアなどできない．自らの専門性はとりあえずおいておき，認知症の診療・ケアの全体を俯瞰する知識・技術・態度が必要である．

　さらに，認知症の方は病状の進行に伴い療養の場が変化する．私は，「在宅医」というくくりが好きではないが，その理由は，「在宅医」という言葉は，在宅療養中の方しか診ないというような印象を与えてしまうからである．

　認知症診療においては，①診断，②進行抑制のための薬物療法，③ BPSD の薬物療法（精神医学的管理），④身体合併症の治療（内科的管理），⑤終末期医療，⑥ケアとリハビリテーションの指導，⑦家族ケアを，状況に応じて並行して提供する視点が必要である．

　包括的ケアを実現するための当院の取り組みは，プライマリ・ケアの5原則（アメリカ内科医会）に基づいている．

　近接性では，当院の診療圏である東京都世田谷区玉川地区の，区役所支所（玉川支所）がある等々力の駅前に診療所が位置し，アクセスは良い．ビルの3Fではあるがエレベーターも広く，バリアフリーとなっている．地理的な距離よりも，

バリアフリーの方が重要である.認知症患者に限らず虚弱高齢者の多くが,近くのバリアフリーでない診療所よりも,遠くのバリアフリーとなっている病院を好むことは明らかである.

包括性については,まず内科医が精神症状を含めて治療できる体制を構築した.次に,レントゲン,超音波などの携帯型医療機器を取りそろえ,身体合併症について,在宅で診断・治療ができる体制を構築した.さらには,眼科,皮膚科,耳鼻咽喉科,外科などの広範な領域の非常勤医師を置き,認知症高齢者に起こるほとんどの問題について,診療所内で対応できる体制を構築した.

継続性については,当院は在宅療養支援診療所であり,訪問診療を行っている患者が多いが,同時に診療所開設時から物忘れ外来を設置した.そうすると,まず物忘れが心配な方は,当院の物忘れ外来に受診し,診断と進行抑制のための薬物療法が開始される.通院が負担になってきた場合には,当院の訪問診療に移行する.さらに,当院近隣の施設への訪問診療にも力を入れており,外来通院中あるいは訪問診療中の方が,介護必要度が増し,家族介護者の負担が増した場合には,当院と関連している施設への入所を勧めることができ,引き続き診療を継続できる.精神症状が重く,一旦介護施設に入所してもらい精神症状を安定化させてから,再び自宅での療養に移行できた方もいる.

協調性については,まずは患者・家族の希望に寄り添った医療を提供するという視点がある.認知症高齢者においては,若年者と同様の医療を提供することが,患者の生活の質を低下させる結果となる場合もあり,倫理的な判断が求められる.さらに,地域の医療機関,介護事業者,行政などと密接な連携をとり,それぞれの立場を理解し,お互い助け合う関係を構築することに注力してきた.

責任性については,当院が当院の診療圏における認知症医療の質を高める中心的な役割を果たしているという自負を持ち,認知症の地域包括ケアシステムを率先して構築する事であろう.さらに地域住民の啓蒙は重要であり,地域活動を積極的に行う.診療報酬制度の変化に流されず,地域の住民に必要な医療を提供するという信念は忘れてはならない.

患者とその家族への包括ケア

認知症患者とその家族への包括ケアを考える際に重要な視点は以下の5つである.

まず,認知症治療においては,いわゆる治療よりもケアが重要な役割を果たしている.認知症治療の目標は,認知機能低下の進行抑制よりもむしろ,認知症患者あるいはその家族の生活の質(QOL)の向上でなければならないと考える.そうすると,患者がどのような薬を飲んでいるかよりも,患者や家族が日々どのようなケアを受けているのかの方が重要な情報である場合がある.地域を意識して医療活動をしていない医師には,十分な情報収集は難しい.認知症医療の質を高めるためには,まず地域に根差した医療活動を行うことが重要である.ケアマネージャー,訪問看護師,訪問介護員(ヘルパー)など,ケアを担当している方の顔が浮かぶのと,全く浮かばないのでは,診療の質は大きく異なる.

上記に関連するが,認知症治療においては,薬物療法以外の,いわゆる非薬物療法が重要な役割を果たしている.非薬物療法は,現実的には,介護保険サービスとして,主に通所介護のなかで提供されていが,そもそも非薬物療法を介護職まかせにするのは良い態度とは言えない.医療がしっかり非薬物療法に関わることが重要である.

当院は,「認知症カフェ」の枠組みの中で,

高価値なケア High-Value Care をもっとやってみよう

「囲碁教室」を行っている.これは囲碁を得意とする若手医師が,通院可能な比較的軽症の認知症あるいは軽度認知障害の方に囲碁を教えながら,参加者の交流を図っていくという試みである.認知症が軽症な方には,従来のデイサービスは魅力的でない場合があるが,そのような方でも参加できる場を構築している.

認知症の方は,認知症かもしれないと自分から医療機関を受診するわけではない.多くは家族などに連れられて受診するし,本人はむしろ認知症を疑われ不本意だというような態度である.一人暮らしの高齢者も増えており,外来で患者が来るのを待っていては,認知症の方に早期に医療が提供できない事態が多く発生している.当院は,認知症が疑われる方のところに,まず往診で伺うようにしている.物忘れ外来にまねて,「物忘れ往診」と呼んでいるが,介護サービスの利用を拒否している初期認知症患者でも,医師の診察を拒否しないことを多く経験している.医師が自宅で診察や心理検査を行うことで,正確ではないながらもある程度の診断がつき,ケアプランがたてられる場合がある.関係ができると,病院での精査に患者の同意が得られる場合もある.

認知症も進行してくると,認知症の症状ばかりでなく,身体合併症が問題となってくる.認知症患者など高齢者が身体合併症治療のために入院すると,せん妄などの認知機能低下,廃用による生活機能の低下,低栄養,薬物有害作用の増加がおこることが知られている[1].在宅医療の充実により,認知症患者に合併した急性疾患をできるだけ自宅で治療する試みが求められている.

当院では,携帯型レントゲン,携帯型超音波などの携帯型医療機器を駆使し,肺炎などの感染症や心不全,呼吸不全など内科的急性疾患の在宅治療に取り組んでいる.在宅療養中の方は,介護環境の差もあり,入院を余儀なくされる方

もいるが,施設入所中の方においてはかなりの方の入院が回避されている.

最後に家族ケアである.家族など介護者が認知症のことを知り,患者に適切なケアを行うようになると,患者の精神症状が軽減することが良く経験される.一方で,認知症ケアは介護者にとってはストレスである.介護職と家族ではストレスの内容が異なり,特に家族においては,患者とのそれまでの人間関係が影響し,大きなストレスになる場合がある.患者になること,介護者になること,いずれも大きなライフイベントであり,適応していくためにはメンタルケアが重要である.当院では,臨床心理士によるカウンセリングが受けられようにしている.特に,診断早期および施設入所時において,患者,家族ともにストレスをかかえることが多く,カウンセリングの必要性が高いことが経験さている.

地域への包括ケア

認知症診療の目標である,認知症患者や家族の生活の質を高めるためには,地域への介入が欠かせない.患者家族への介入に加え,一般市民,地域の介護職,近隣の病院のスタッフなど,多方面にわたって認知症ケアの情報提供を行うことが重要である.

早期発見のためには,外来よりも気軽に相談できる場があるとよい.前述のように,認知症患者ではともかく医療機関への受診が障壁となる場合がある.物忘れ外来だけでなく,"ついでに"認知症評価というようなシステムが必要である.当院ではまず,施設入所中の方に対して,年1回程度認知症スクリーニング検査を無料で行っている.さらに,看護師による相談室を開設し,まずは無料で看護師が相談と心理検査を行い受診勧奨するというシステムを設けている.

以上はすべて,認知症になってからのケアシステムであったが,認知症の地域医療を行ってい

認知症患者とその家族・地域への包括的ケア

認知症診療の基本要素
1. 診断
2. 進行抑制のための薬物療法
3. BPSDの薬物療法（精神医学的管理）
4. 身体合併症の治療（内科的管理）
5. 終末期医療
6. ケアとリハビリテーションの指導
7. 家族ケア

プライマリ・ケアの5つの理念
1. 近接性
2. 包括性
3. 協調性
4. 継続性
5. 責任性

=「高齢者総合支援診療所」
ふくろうクリニック等々力

内科・精神科・外科・皮膚科・眼科・耳鼻咽喉科
地域〜外来〜在宅〜施設
多職種連携〜多事業所連携

認知症の非薬物療法・リハビリテーション
臨床心理士による心理検査・心理療法
地域ぐるみの認知症予防活動

ると，認知症以上に問題なのは，高齢者の「つながり」の不足であることに気づく．前期高齢者を対象に，認知症予防という文脈のもと，今まで企業など職場のつながりのなかで生きてきた方が，地域と新たにつながることができる場を提供していきたいと考えている．

おわりに

私は長年大学病院の物忘れ外来を担当してきたが，それでも頭部CTすらない当院の現在の認知症診療にとても満足している．なぜならば，確かに大学病院には高度な医療機器があり，より正確な診断ができることは疑う余地がないが，外来での治療となると，薬物療法と外来診察中の短時間の家族ケアくらいで，なかなか認知症治療の全体を提供することができないと感じていたからである．外来通院は，患者数の関係上3ヶ月に1回が主であり，薬物療法ですら適切に行えているとは思えなかった．今から考えれば当たり前のことで，以前は勤務医であり，現在は開業医として経営をしているので，自分が必要だと考える医療サービスを構築できる立場に変わった．それは大学病院が悪くて診療所が良いということではなく，自由な発想で新しいサービスを構築する行動こそが重要であることを示している．診療所の方が臨床研究を行うのにふさわしい場合もあるかもしれない．

ぜひ，本書の読者も，おのおのの地域で必要とされる認知症医療の実現にむけて尽力していただきたい．

文献

1) Covinsky KE, Pierluissi E, Johnston CB. Hospitalization-associated disability: "She was probably able to ambulate, but I'm not sure". JAMA. 2011 Oct 26;306(16):1782-93.

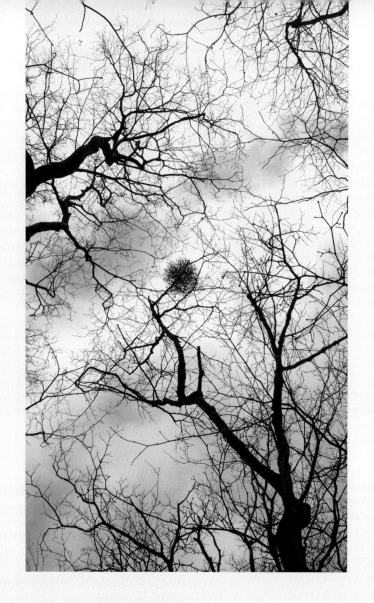

7. 貧困患者に対する社会的サポートの提供

Social support for patients in poverty

長嶺 由衣子　Yuiko Nagamine
千葉大学医学薬学府先端医学薬学専攻博士課程 [千葉県千葉市中央区亥鼻 1-8-1]
Graduate School of Medical and Pharmaceutical Sciences, Chiba University
E-Mail : y.nagamine@chiba-u.jp

Highlight

Poverty is one of the determinants of diseases. Patients in poverty need not only medical care, but also social supports to overcome their background causes of diseases. Hints for required social supports for those patients are implied in the definition of poverty itself. Three key concepts of poverty was defined by Lister (2004): a) Limited access to physical, cultural and social resources, b) Don't have 'acceptable' minimum life-style and c) Excluded from the society and prejudiced. Additionally, focusing on childhood poverty, which will affect their whole life and their health is also important. Hospitals and clinics are likely to be the entry point for poor patients to possible solutions for their background problems, so that we need to prepare the appropriate exit for them. To bridge those patients to necessary social support, we ought to communicate any stakeholders in the area. At the same time, we have to consider how to report the reality of poor patients and how to assess the impact of our interventions.

Recommendations 提言

＊　**貧困患者には健康問題につながる背景がある**
＊　**医療現場は貧困患者の背景問題を解決する入り口となる**
＊　**貧困患者の社会的サポートには多職種による連携が必要となる**

高価値なケア High-Value Care をもっとやってみよう

症例の解説とエビデンス

50歳男性，独居

主訴：吐血．既往歴：アルコール性肝硬変，気管支喘息．現病歴：飲酒量焼酎5合〜1升/日．来院当日，飲酒中に洗面器2杯分の吐血し，救急車を要請．診断：肝硬変による食道静脈瘤の破裂．入院後経過：緊急上部消化管内視鏡施行後，肝硬変のコントロール．入院中に大量飲酒の理由を詳細に問診．42歳までは正規雇用だったが，突然の解雇．受診が不定期のため気管支喘息の治療も不十分．発作を繰り返すために定職につけず，妻子と離縁．その後大量飲酒が常態化し，断酒プログラムも中断を繰り返す．退院に向けた経過：治療の開始とともに医療ソーシャル・ワーカーと相談を開始し，就労の可能性や経済的支援などにつなげられる可能性を探る．帰宅後定期受診のための診療所を定め，医師，看護師，保健師，行政担当者と連携しながら，定期受診と帰宅後に必要となる社会的サポートの検討と帰宅後の継続支援体制を構築．

Keywords

貧困，社会的サポート，社会疫学

・・・

症例の解説

　臨床現場では，少なからず貧困であることとある種の疾病が関連していそうであること，そして貧困者は治癒した後の退院までの過程が困難であり，さらに退院後も瀕回受診することが多いという印象を持っている方が多いのではないだろうか．今回紹介したケースは，職を失ったことからアルコールの大量飲酒を通して病気を発症した患者に対し，治療に加えて病院外のステークホルダーと協力して退院後に必要となる利用可能な社会資源に繋げた事例である．

日本の現状：「貧困」と健康

　「貧困」が，単に所得が低いもしくは無いということ以上に，どのような意味を持つかを構造的に考えることで，どのような社会的サポートが必要であるかのヒントが見えてくる．主に欧州における先進国の「貧困者」の定義として，Lister らは，「物質的・文化的・社会的資源が限定されているために，居住する国において容認される最低限の生活様式から排除されている個人，家庭，集団と解される」と定義している[1]．医療の視点からこの「貧困」の定義を読み取ると，以下の3つの要素に整理される．1つ目に，「物質的・文化的・社会的資源が限定

高価値なケア High-Value Care をもっとやってみよう

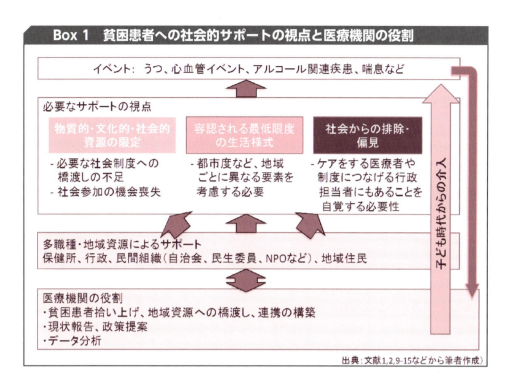

Box 1　貧困患者への社会的サポートの視点と医療機関の役割

されている」という部分から，本人自身が自分の置かれている環境を客観視し，自分からどのような資源があるかを探すこと，利用すること自体が困難であることが挙げられる．2つ目に，「容認される最低限の生活様式」という部分から，その生活様式自体がその社会において「容認される」か否かという，ある種の価値判断を含んでいることが示唆され，日本の中でも，都市部か地方か，どのような年齢構成や資源を持つ地域なのかによって容認される生活様式が異なることが考えられる．最後に，「排除されている」という言葉の背景には，私たち医療者や行政担当者を含め，貧困者に対する偏見が存在することから，貧困状態に置かれた者自身が精神的健康を保つことは難しく[2]，自己肯定感の喪失や規則的生活習慣の崩壊などを通して身体的にも蝕まれていく[3-6],[7],[8]ことが考えられる[9]．

その他，この定義の中に含まれていない要素として，「子どもの貧困」が挙げられる．親の貧困状態をそのまま引き継ぎ，劣悪な住環境，栄養不足，親の長時間労働による必要なケアの欠如，金銭的ストレスが子ども時代からの不健康につながることもあることも想定される[10]．

疾患の観点から見ると，うつ[2]，心血管疾患[11],[12]，アルコール関連疾患[13]，喘息[14],[15]は貧困との関連が深いことが明らかになってきている．

施策提案：貧困患者に対する社会的サポート
1．他職種連携による必要な社会的サポートのアセスメント・提供・継続

提示した事例や，貧困の要素からも読み取れるように，貧困状態にあることによって健康リスクが高い人たちを事前に医療者自身が可

視化することは，よっぽど小さな自治体でない限り，まず困難である．従って，まずは貧困と病気を両方抱えた人が受診した際には，また同じ状態に返すのではなく，①「社会資源が限定されている」という貧困患者の状態を想定し，必要な社会的サポートにつなげ，継続していく工夫が必要となる．日本医療政策機構の『日本の医療に関する2008年世論調査』によれば，貧困層は高所得層に比べ2倍受診抑制をすることが指摘されている[16]．その理由として，経済的制約のみならず，時間的制約も受診抑制の理由になっていたことが指摘されている[17]．つまり，受診が必要な時の状態について医療面からの説明に加え，時間的，経済的なハードルにも考慮し，声かけやサポート体制を構築していく必要がある．

また，貧困の要素の2点目に述べたように，「容認される生活様式」は地域によって異なることが予想され，個々人によっても個別性の高い背景を考慮しなければならないことも多いため，個々の地域で関係する多職種が連携出来る体制を構築していく必要がある．現在全国で推進されている地域包括ケアネットワーク等を活かし，貧困もその中でうまく本人や家族，病院，診療所，行政，保健所，NPO，地域住民を含めてサポートにつなげていける体制を作ることが必要と考えられる．

3点目に，大人になってからのサポートのみならず，母親のお腹にいる時から社会に出るまでの継続した子どもへのサポートを検討する必要もある．臨床現場は，貧困であることからくると思われる問題を抱えた妊婦さんや，子どもたちを拾うことができる一番の可能性を秘めた場所と言える．こうしたチャンスを見逃さ

ずに，上記で提案したネットワーク等の中で，必要な時には情報共有をし，保健所の母子対象事業の対象者になっていない場合は継続サポートにつなげる，地域内に児童の心身サポートなどを行うNPOがあれば活用する，などの情報交換を行いながら地域全体でのサポートを考慮したい．

2. 貧困患者の現状を示す

医療者にとっては当たり前のことであっても，こうした現状が自治体の施策担当者や，保健所の担当者，必要となるサポートを行っているNPOの担当者，ひいては一般の人たちに届いていないことは多々ある．貧困者を始めとして，社会的弱者になってしまっている人たちの現状を一番フラットに目の当たりにするのは，おそらく医療現場である．日本に限らず，まだまだ医療現場から患者の状態から見える地域の特徴に関する実情の報告は少ない．まずは記述統計的に示すことに始まり，分析してどこかで報告したり，政策提案していくことも，他の職種と連携をして解決の糸口を探る一歩になる可能性がある．

3. 予防の可能性：保健所，自治体，診療所，病院データの活用

自治体や保健所にある住民の状況が把握できるデータと，診療所や病院など，各医療機関が持っているデータから地域の患者の受診傾向や動向，介入の効果が評価できるようになれば，より具体的な策を講じられる可能性がある．また，一つの自治体のみならず，他の自治体や地域と比較可能になることによって，自分の地域における社会的サポートが有効か否かの評価を行うことができるようになる可能性も秘めている．

高価値なケア High-Value Care をもっとやってみよう

まとめ

　貧困の要素には,「物質的・文化的・社会的資源へのアクセスの限界」,「容認される社会様式の地域ごとの違い」,「社会の偏見」があり,それぞれを考慮して必要なサポートができるように地域内の連携を図る必要がある.医療現場は成人の貧困患者のみならず,子どもの貧困への社会的サポートを見極める入り口でもあり,子ども時代からの継続したサポートへつなげられる道筋を構築していく必要もある.医療現場での現状の発信とともに,行政と連携をした予防的介入の可能性や社会的サポートの評価自体も合わせて行っていく必要がある.

文献

1)　ルース・リスター,松本伊智朗監訳,立木勝翻訳.貧困とはなにか―概念・言説・ポリティクス,明石書店,2011.

2)　Ochi M, Fujiwara T, Mizuki R, Kawakami N, Group WMHJS. Association of socioeconomic status in childhood with major depression and generalized anxiety disorder: results from the World Mental Health Japan survey 2002-2006. BMC Public Health. 2014; 14: 359.

3)　Bartley M, Plewis I. Accumulated labour market disadvantage and limiting long-term illness: data from the 1971-1991 Office for National Statistics' Longitudinal Study. Int J Epidemiol 2002; 31(2): 336-41.

4)　Bosma H, Peter R, Siegrist J, Marmot M. Two alternative job stress models and the risk of coronary heart disease. Am J Public Health 1998; 88(1): 68-74.

5)　Signorello LB, Cohen SS, Williams DR, Munro HM, Hargreaves MK, Blot WJ. Socioeconomic status, race, and mortality: a prospective cohort study. Am J Public Health 2014; 104(12): e98-e107.

6)　近藤克則.健康格差社会,医学書院,2005.

7)　Hirai H, Kondo K, Kawachi I. Social Determinants of Active Aging: Differences in Mortality and the Loss of Healthy Life between Different Income Levels among Older Japanese in the AGES Cohort Study. Curr Gerontol Geriatr Res 2012, 2012: 701583.

8)　Kuper HH, Marmot M. Psychosocial factors in the primary and secondary prevention of coronary heart disease: an updated systematic review of prospective cohort studies. London: BMJ Books; 2003.

9)　近藤尚己,阿部彩.第6章 貧困・社会的排除・所得格差.社会と健康―健康格差解消に向けた統合科学的アプローチ.東京:東京大学出版,2015, 117-38.

10)　阿部 彩.子どもの健康格差の要因―過去の健康悪化の回復力に違いはあるか―.医療と社会.2012; 22(3): 255-69.

11)　Kondo N, Saito M, Hikichi H, et al. Relative deprivation in income and mortality by leading causes among older Japanese men and women: AGES cohort study. J Epidemiol Community Health. 2015; 69(7): 680-5.

12)　Hemingway H, Kuper K, Marmot M. Psychosocial factors in the primary and secondary prevention of coronary heart disease: an updated systematic review of prospective cohort studies. London: BMJ Books; 2003.

13)　Elo IT, Martikainen P, Myrskylä M. Socioeconomic status across the life course and all-cause and cause-specific mortality in Finland. Soc Sci Med. 2014; 119: 198-206.

14)　Loftus PA, Wise SK. Epidemiology of asthma. Current opinion in Otolaryngology & Head and Neck Surgery. 2016.

15)　Liu SY, Pearlman DN. Hospital Readmissions for Childhood Asthma: The Role of Individual and Neighborhood Factors. Public Health Reports. 2009; 124(1): 65-78.

16)　日本医療政策機構.受診抑制の実態調査(概要),2009.

17)　阿部彩.誰が受診を控えているのか:J-SHINE を使った初期的分析.一橋大学経済研究所世代間問題研究機構;2012.

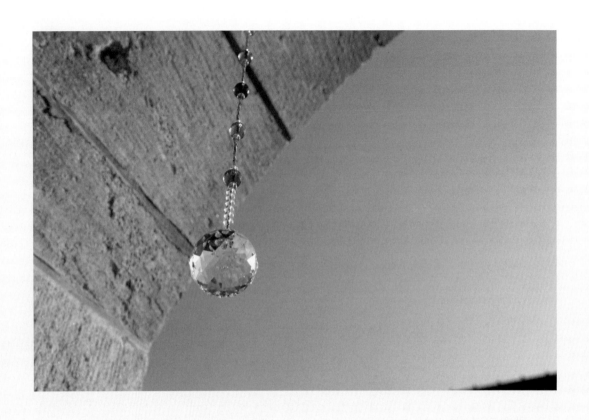

8. ヘルスリテラシー向上のための患者教育

Patient education for improving Health Literacy

阪本直人　Naoto Sakamoto

筑波大学 医学医療系 地域医療教育学／附属病院 総合診療グループ
[〒 305-8575 茨城県つくば市天王台 1-1-1
地域医療システム研究棟 2 階オフィス 3]
Primary Care and Medical Education, University of Tsukuba
E-Mail : ezp03067@nifty.com

Highlight

People with low health literacy exhaust medical resources, due to the increased use of emergency facilities and the high frequency of hospitalizations. Moreover, such people have a negative influence on broad domains, such as low health outcomes. Nakayama and others performed a survey in Japan using the Japanese ver. of the HLS-EU-Q47 questionnaire. The following are some of the results. As for their attitudes regarding healthcare, the percentage of Japanese who think of medical care as "difficult" in all the domains is "health care" , "disease prevention" ,etc.higher than in the EU. Specifically, nearly 30 percent of Japanese answered that understanding how to take a prescribed medicine is "difficult." People with low health literacy have the following characteristics. They cannot recognize drug names, even those which were prescribed to them. Neither can they understand the medications purpose. Below are five steps which should be considered to decrease low health literacy.

1. Promote an environment where questions can be asked without hesitation or shame. Promote a culture, where questions from patients and family members are encouraged.

2. Give explanations and terminology using simple figures and keywords, etc. This will lead to easier understanding and better retention.

3. Especially the "teach-back" technique is effective to confirm if they are able to comprehend the important matters.

4. Promote family members to sit with them when the patient is seen, encourage the family to speak their concerns for the patient, and support their decision-making.

5. It is one of the most important things in health literacy education to teach the importance of sharing medical information with other medical institutions. These steps for improving health literacy in patients and the patient's family, and cooperation between healthcare providers as shown above, is very important. Because, it leads to citizens developing a culture of shared decision making, and also it leads to citizens to be able to select their medical services by "Choosing wisely".

Recommendations 提言

＊　ヘルスリテラシーに対する理解を深め，多職種でサポートする体制を整備しましょう

＊　患者へ説明する際には，口頭だけでなく，図やキーワードを書きながら説明しましょう

＊　患者家族から質問することの重要性を伝え，Ask Me 3 を実施しましょう

＊　患者の理解を確認する際には，teach-back 法を活用しましょう

＊　診察の場に，より積極的に家族メンバーの参加を促しましょう

症例の解説とエビデンス

「かぜがよくならない」を主訴に受診した 38 歳男性.

　本人の話では，以前の病院でも同じ主訴で受診し，レントゲンと採血を受け，吸入薬をもらったとのこと．病名をいわれたが，よく分からなかったと．患者は，咳止めと胸部 CT と睡眠薬も今回希望している.

　本人の解釈モデルを確認したところ，吸入薬は効かないので，咳止めが欲しい．また息切れと長引く咳を心配した上司に，「肺の悪い病気かもしれないから CT を撮ってもらってこい」と言われているとのこと．そこで，患者に対し，これまでの検査データの必要性とその意義を説明したところ,「こちらの病院で, すべて検査しなおして構わない」と話された．そして，睡眠薬の希望理由は，夜中に心臓がドキドキして寝付けないからと．その訴えがヒントになり，ステロイド吸入薬は効果がなかったことから，本人が捨ててしまい，SABA のみ頻回吸入していたことが判明．前医には，症状改善が乏しかった旨の相談はせず, 今回, 自己判断で医療機関を変更し, 当院には, 予約外受診であった．当院では，かぜではなく喘息であると説明し，既往を確認したところ，これまでにも類似の症状が，季節の変わり目に何度も出ており，そのたびに異なる医療機関を受診して

いるとのことであった.「ゼンソク」らしいことを言われたかもしれないが,病気のことはよく分からず,恥ずかしくて,これまで,いちどもそのことを言い出せなかったと告白された.

Keywords

ヘルスリテラシー(Health Literacy), Ask Me 3, ティーチバック(teach-back),
対話型意思決定アプローチ(shared decision making),病院の言葉を分かりやすく

症例の解説

本症例では,ヘルスリテラシー(以下HL)の低さに起因する患者自身の病気に対する理解不足,不適切な薬の使用方法,医療者とのコミュニケーション不足などの問題が浮かび上がった.また,患者にとって期待した効果が得られなかったことから,自己判断による通院の中断,医療機関の変更という受療行動にも問題がみられた.幸いなことに今回の診療で,話し合う時間を設けたことで,受診までの経緯が把握でき,それに応じた対処ができた.

Low HL は,近年の研究により,受診や入院回数が増えるなどによる医療リソースの消耗,健康に対する知識不足,そして健康アウトカムの低さなど,**Box 1** に示すような悪影響を幅広く生じさせていることが分かってきた.さらに,経済的には,全米で年間11〜25兆円相当のダメージを与え,将来は160〜360兆円と予測する報告もある[1].
複数の医療機関への受診と患者からの情報共

有の実態については,国内の調査[2] がある.それによると,1ヶ月以内に,調査対象の17.7%(65〜74歳が21.8%)が,"同一"の病気または症状で複数の医療機関へ受診している.また,『他の医療機関にかかっていることやその内容を,「この病院」の医師に伝えていない』が全体の22.8%,「必要なことだけ伝えている」が17.2% であった.このような受療行動は,各医療機関が病態を把握するために,人的・物的・経済的リソースが不必要に消耗されてしまい,さらには対応の遅れにもつながりうる.また,禁忌薬に関する情報が失われれば,死亡事故にも繋がりうる問題であることから,より一層の患者教育が必要である.

上記症例のようなヘルスリテラシーに問題のある患者家族を経験することは,決して珍しくはない.そこで,次の項目では,ヘルスリテラシーに関する解説を交え,具体的な対応方法を紹介してゆく.

Box 1　Low HL がもたらす健康や医療への影響[1]	
医療リソースの消耗	・救急サービスを利用しやすい
	・慢性の病気のために入院しやすい
セルフケア能力の問題	・長期間または慢性的な病気を管理しにくい
	・医学的な問題の最初の兆候に気づきにくい
健康情報のアクセス・理解の問題	・ラベルやメッセージが読み取れない
	・病気, 治療, 薬などの知識が少ない
予防・健康管理の問題	・予防サービス(マンモグラフィ検診, インフルエンザ予防接種など) を利用しない
	・職場でケガをしやすい
コミュニケーションの問題	・保健医療専門職に自分の心配を伝えにくい

*Glossary

HL（Health Literacy）とは

　HL は，1998 年 WHO によってはじめて定義された. 後に，Sørensen らにより，これまでの概念や定義に関する論文をシステマティックレビューされたものが 2012 年に発表された. そこでは, HL を次のように定義している.「健康情報を獲得し, 理解し, 評価し, 活用するための知識, 意欲, 能力であり, それによって, 日常生活におけるヘルスケア, 疾病予防, ヘルスプロモーションについて, 判断したり意思決定をしたりして, 生涯を通じて生活の質を維持・向上させることができるもの[3,4]」.

日本の現状

日本人は HL が低いのか？

2003年に行われた米国の全国調査では，医学用語を含んだ健康情報を明確に理解できた人は9人に1人であり，Low HL の最大多数は白人の高齢者であった[5]．

では，日本人も Low HL が多いのだろうか？答えはイエスと言わざるを得ない．

中山[6]らが行った20歳〜64歳の日本人の男女を対象にしたHLS-EU-Q47日本語版による調査では，HL が「不足」，「問題あり」に相当する人の割合について，EU では，それぞれ12.4%，35.2% であったのに対し，日本では，49.9%，35.5% と多くを占めた．また，ヘルスケア領域において，入手，理解，評価，活用の各プロセスにおける行動を，全般に渡って，"難しい"と感じている人の割合は，EU よりも高い結果となった．具体的には，処方薬の服用方法を理解することが，"難しい"（「とても難しい」＋「やや難しい」）と感じている人の割合が，EU が6.5% に対し，日本は25.6% と高かった．この調査結果は，臨床現場で働く医療者の実感に近いのではないだろうか．

Low HL は見た目では分からず，自ら申し出ることもない

HL に問題がある方も印刷物には目を通す．また，説明を受けて「分かりました」と回答する[7]．さらに海外の調査では，HL に問題のある方の7〜8割が，HL が低いことを医療者に伝えておらず，約6割が家族にも隠している[7]ため，現状ではHL に問題のある方の大部分は認識されていない．そこで，臨床現場で活用できるいくつかの簡易的HL 評価項目が考案されている．今回は，多職種と共有しやすい**「HL に問題のある方に見られる3つの特徴[8]」**を下記に示した．簡易的ではあるが，サポートが必要なHL に問題のある方の存在に気付く手がかりになる．ぜひ，診療録に目印を付け，医療スタッフ間で共有し，サポートにつなげてもらいたい．

【HL に問題のある方の3つの特徴】（文献[7],[8] を参考に抜粋，筆者補足説明）

1. 予診票や記入用紙に空欄や記入間違いが目立つ．
2. 説明文章を渡された際，メガネが手元にないことを理由にして，「代わりに読んでもらえますか？」，「あとで読んでおくわ」などの言動が見られる．
3. 自分に処方された薬の【薬の名前，服薬目的，服用タイミング】について説明できない．
（※　ただし，これらの傾向がなければ，HL が十分だということにはならない）

高価値なケア High-Value Care をもっとやってみよう

Low HL の患者さんにも配慮した医療とは —国民主役の shared decision making に基づく Choosing Wisely への道へ

では，Low HL の患者さんにも配慮した医療を提供するには，どうすればよいだろうか？

まず前提として，医療者および住民・患者家族の双方の歩み寄りが必要である．なぜなら，メッセージが伝わらない場合，双方に問題があると考える必要があるからだ．NPO 法人 ささえあい医療人権センターCOML（以下COML）の新・医者にかかる10箇条でも示されているが，一般の方（患者家族だけでなく，すべての市民）は，いのちの主人公であり，自分のからだの責任者であるため，患者参加の対話型意思決定アプローチ(shared decision making) で，関わってゆくことが求められている．同時に，医師，看護師，その他医療スタッフは，ともに協同して，HL に問題のある方に気づき，高い技術を用いたコミュニケーションでサポートする仕組みを構築してゆくことが求められている．このように双方が，HL の重要性を正しく理解し，HL 向上に取り組むことは，今後，我が国の市民が医療を"Choosing Wisely"できるだけの基盤づくりとしても重要な取り組みとなる．

そこで，HL に問題のある人に対するコミュニケーションの改善方法について，米国医師会(AMA) の生涯学習テキスト "Health literacy and patient safety"（Weissら）を中心に，日本の現状に合わせた具体的な方法を **Box 2** で紹介する．

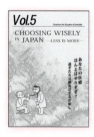

徳田安春編．Choosing Wisly in Japan あなたの医療，ほんとはやり過ぎ？〜過ぎたるはなお及ばざるが如し〜ジェネラリスト教育コンソーシアム consortium vol.5, 尾島医学教育研究所，2014

B5　155 ページ
ISBN　978-4-906842-04-9
定価 3,600 円（本体 3,600 円＋税）

まとめ

HL が低い集団は，救急利用や入院回数の増加といった医療リソースの消耗や悪い健康アウトカムなど，幅広い悪影響を及ぼす．中山らの HLS-EU-Q47 日本語版による日本人を対象にした調査では，ヘルスケア領域における行動について，全般に渡って"難しい"と感じる人の割合が，EU よりも高かった．具体的には，処方薬の服用方法を理解するのが，"難しい"と感じる人が，3 割近くいた．自分に処方された薬の名前や服薬目的などを患者自身で説明できないなどの問題は，Low HL に特徴的である．下記に，Low HL にも配慮した5つの工夫を紹介する．

1. 質問しても恥ずかしくない環境づくり，患者側から病気やセルフケアに関する質問をする文化の醸成．
2. シンプルな図やキーワードを書きながら説明するなど，相手に伝わりやすく，残りやすい手段を用いる．
3. 特に重要な事項は，teach-back 法を用いて理解を確認する．
4. 積極的に家族メンバーを同席させ，患者の心配事の代弁や意思決定の支援につなげる．
5. 医療情報の施設間共有の重要性を広めることも大切な HL 教育の1つである．

このように，患者家族と医療者が協同したHL 向上への取り組みは，shared decision making の文化を育て，医療の"Choosing Wisely"の実現にもつながるため，大変重要である．

＜Box 2 の解説その１＞
Glossary 1) Ask Me 3 の方法

HL 向上キャンペーンの一貫として全米で実施されているNational Patient Safety Foundation 推奨のAsk Me 3 というコミュニケーション促進

Box2

大項目	小項目	具体的な方法の解説やエビデンス
1. 質問や話し合いができる「場」の整備	質問しても恥ずかしくない環境をつくる.	・HL が十分にある集団であっても,「バカだと思われるのではないか?」,「医療スタッフにうっとうしがられるのではないか?」と恐れ,質問することを躊躇する【文献7】.
	患者家族から質問することの重要性を伝え,積極的に質問を促す.	・Ask Me 3 を紹介し,積極的に質問を促す.(解説Glossary その1を参照).
2. 情報の伝え方,情報提供時の配慮	特に高齢者には,低めの声でゆっくりと滑舌よく話す.	・高齢者の聴覚障害の原因の最多である老人性難聴は,高音域から障害されるため,低い声で話すと伝わりやすい(声を大きくするよりも効果的).
	1 回に伝える情報は制限し,単純明快に話す.そして繰り返す.	・単純明快とは,「単純(混じり気がなく)」で,「明快(筋道がはっきりていて)」で,分かりやすいこと.省略することではない. ・加齢により,単語を聞き分ける能力や情報処理能が低下しているため,滑舌よくゆっくり話す. ・シンプルなメッセージほど,繰り返しやすく,繰り返すほど記憶に残りやすい. ・HL が低い人は,3 行以上にわたる段落の文章は読み飛ばす傾向がある【文献9】ため,その点に注意して患者向け説明文書を作成すると大幅に伝わりやすくなる.
	病状や検査結果を簡単な図やキーワードを書きながら説明する.	・医療スタッフは,口頭中心の説明に陥りがち.さらに日本語は同音異義語が多い. ・重要なキーワードや病名だけでも,その場でメモに記載して渡すと,伝わりやすくなる. ・口頭説明だけの場合に比べ,図表を加えることで,記憶の定着率は6.5 倍(72 時間後の調査で)に改善する【文献10】.
	患者自身でメモをするよう促す.	COML が提唱する「新・医者にかかる10 箇条」では,患者本人がメモし,主体的に関わるよう推奨している.できない場合は,メモを渡し,家族にも必ず見てもらうように指導すると効果的.
	一般人が知らないのに,医療者がよく使っている用語を知っておく.	・具体的な内容は,解説Glossary その2を参照. ・もちろん,「経口(ケイコウ)」→「口から」など,なるべく日常会話表現に置き換えたり,置き換えられないものは,医学用語の後に補足説明も同時に行う.などの工夫も大切.
3. 理解の確認	teach-back 法を活用する.	・具体的な方法は,解説Glossary その3を参照. ・新しく伝えた手技や手順は,実際にやって見せてもらう(Show-me 法).
4.「家族」という資源の効果的な活用	診察の場に,家族メンバーの同席を積極的に促す.	・同伴した家族が,患者の心配を代弁したり,医療者の説明を覚えておく手助けをしたり,患者の意思決定の支援をしてくれる【文献11】.
	家族の中で,よりHL が高い人の協力を求める.	・多くの家族の場合,健康相談は,最初に家族内ヘルスエキスパート(家族内でもっとも健康に詳しい人)に相談する【文献11】.日本の調査【文献12】でも,病気や治療,健康について疑問を持った場合に相談する相手に,約9 割の人が「家族」と答えた.
5. 医療情報の共有の推進	患者の医療情報が各医療機関で共有されることの重要性を伝える.	・医療情報は,的確な病態の把握に必要不可欠な貴重なリソースであることを認識して,患者自身が常時保持しておくよう指導することもHL 教育の1 つである.

ツールである．これは，患者家族から医療者に対する3つのQで，患者自身の病気とセルフケアに関する理解を深めるのが狙いである．この質問には，普段から患者自身でも答えられるようにしておくべきである．

1. 私のおもな問題は，何ですか？

　　　What is my main problem?

2. 私は，何をする必要がありますか？

　　　What do I need to do?

3. それをすることが，なぜ重要なのですか？

　Why is it important for me to do this?

＜Box 2 の解説その2＞
Glossary 2）一般人が知らないのに，医療者がよく使っている用語を知っておく

　「ショック」，「貧血」など，医療者には当たり前の用語が，一般人に知られていない，または，一般人が理解している意味が，本来の意味と大きく異なる用語が多数あることが，書籍『病院の言葉を分りやすく』[12]で報告されている．

【一般に言葉が知られていないものの例】(カッコ内は，認知率)
COPD（10.2%），イレウス（12.5%），HbA1c（27.2%），MRSA（33.3%），生検（43.1%）
【一般に広く知られている（認知率60%以上）が，正しく理解されていないものの例】

ショック（51.0%），ステロイド（49.7%），潰瘍（23.6%），腫瘍（23.1%），貧血（22.7%），炎症（21.0%）．（カッコ内は，認知率と理解率の差）

出典:国立国語研究所「病院の言葉」委員会，「病院の言葉を分かりやすく －工夫の提案－」，勁草書房，2009

　特に，造影剤を使う際のリスク説明に，ショックの説明は必要不可欠であるため，すべての医療スタッフが，この事実を知っておくことが重要．この研究結果は，webでも公開されている．(http://pj.ninjal.ac.jp/byoin/)

　このような情報の伝え方のトレーニングは，遅くともレジデントのうちに，"習慣化"のレベルに到達しておく必要がある．

＜Box 2 の解説その3＞
Glossary 3）teach-back の方法

　前述のとおり，患者は理解していなくても，「分かりましたか？」の問いに「はい」とうなずく[6]ため，この質問は無意味なことが多い．そのため，特に重要な事項は，「ティーチバック（teach-back）法」[6]で確認しなければならない．

これは，医療者から受けた説明内容について，患者さんの言葉で再現してもらう方法である．このプロセスを通して，伝わった内容を確認する．

　「私が説明した内容をご家族にも伝えるとしたら，どのようにお話しされますか？」という形で質問すれば，試験を受けている気分にさせず，患者としても言いやすい．伝わっていないことが分かれば，アプローチ法を変えて再度指導する．

文献

1) Vernon, J. A, Trujillo A, Rosenbaum, S, & DeBuono B. Low health literacy: Implications for national health policy. Washington, DC: Department of Health Policy, School of Public Health and Health Services, The George Washington University,2007

2) 厚生労働省大臣官房統計情報部，2　複数の医療機関受診の状況（外来患者のみ），平成１４年受療行動調査の概要（確定），厚生労働省　（www.mhlw.go.jp/toukei/saikin/hw/jyuryo/02/kekka2.html）

3) Sorensen K et al. Consortium Health Literacy Project European. Health literacy and public health: A systematic review and integration of definitions and models. BMC Public Health. 2012;12:80

4) 中山和弘 . 基調講演 ヘルスリテラシー＝健康を決める力とつながり . KENKO KAIHATSU. 2013;18(1).18-49

5) U.S. Dept. of Education, National Center for Education Statistics. The Health Literacy of America's Adults: Results From the 2003 National Assessment of Adult Literacy. 2006. https://nces.ed.gov/pubs2006/2006483.pdf (2015 年 8 月 14 日アクセス)

6) Nakayama K et al. Comprehensive health literacy in Japan is lower than in Europe: a validated Japanese-language assessment of health literacy. BMC Public Health. 2015;15:505.

7) Weiss BD. Health literacy and patient safety: Help patients understand. Manual for Clinicians. 2nd ed, American Medical Association & AMA Foundation. 2007.

8) Weiss BD. Patient Health Literacy For UWMC clinicians, University of Washington Medical Center, 09/2008 (https://depts.washington.edu/pfes/PDFs/Patient%20Health%20Literacy.pdf)

9) Washington, DC, Health literacy online. A guide to writing and designing easy-to-use health Web sites, U.S. Department of Health and Human Services, Office of Disease Prevention and Health Promotion, 2010.

10) ジョン メディナ (著), 小野木 明恵 (翻訳). ブレイン・ルール, 日本放送出版協会, 2009.

11) S.H. マクダニエルら (著), 松下 明 (翻訳). 家族志向のプライマリ・ケア, シュプリンガー・フェアラーク東京, 2006.

12) 阪本 直人 . 住民のヘルスリテラシーに関する評価表の開発と実証研究 - 地域医療崩壊を防ぐために - （研究課題番号：22659129)，科学研究費助成事業（科学研究費補助金）研究成果報告書，2013 年 5 月

13) 国立国語研究所「病院の言葉」委員会 . 病院の言葉を分かりやすく－工夫の提案－, 勁草書房, 2009.

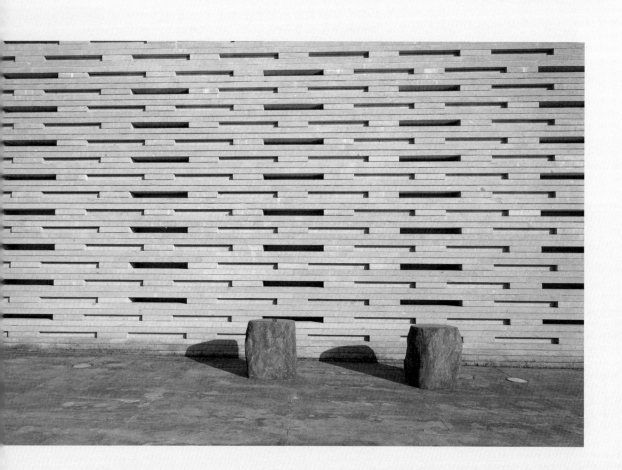

9. 菌血症疑い患者への
治療開始前の血液培養2セット採取

Two sets of blood cultures should be obtained for patients with sepsis prior to initiation of antimicrobial therapy

成田　雅　Masashi Narita

沖縄県立中部病院 感染症内科

[〒904-2293　沖縄県うるま市宮里281番地]

Division of Infectious disease , Okinawa Chubu Hospital

E-Mail : masashi.narita@gmail.com

Highlight

Obtaining two sets of blood cultures and the Gram staining of each specimen are the cornerstones of clinical infectious disease. It is recommended that at least two sets of blood cultures (both aerobic and anaerobic bottles) should be taken as soon as possible in the assessment of sepsis before antimicrobial therapy. Two 20 ml blood samples should be obtained per each venipuncture. The The second sets of blood cultures can be obtained immediately after the first ones.

On history taking, recognizing shaking chills (mild to moderate) is quite important to catch the diagnostic clue of sepsis. If you see a patient with rigor, you must obtain two sets of blood cultures while you are shivering yourself from concern.

高価値なケア High-Value Care をもっとやってみよう

Recommendations 提言

＊　菌血症を疑う前には血液培養2セットを採取しよう

＊　病歴で菌血症を想起し，直ちに治療開始を意識しよう

＊　患者の免疫状態によっては採取の閾値を低くしよう

症例の解説とエビデンス

「かぜがよくならない」を主訴に受診した38歳男性

高度肥満（BMI　50），糖尿病，高血圧，高脂血症にて通院中の51歳男性．前日から，車の運転中に30分持続する悪寒戦慄にて来院．身体所見にて左下腿の発赤，大腿リンパ節部の腫張発赤疼痛を認め，蜂窩織炎にて入院となった．血液培養2セット（4本中4本）から，*Streptococcus dysgalactiae subspp.equisimilis* が検出された．当初第一世代セフェム系抗菌薬（セファゾリン）で治療開始となったが，起因菌判明後ペニシリンGへ変更した．高度肥満のため臨床経過は遷延したが，14日間の治療期間で退院となった．

Keywords

Two sets of blood cultures

症例の解説

　2セットの血液培養の採取は，各種培養検体のグラム染色と共に感染症診療の礎石というべき最低限の基本事項である．救急外来での初療の時点で敗血症の評価は極めて重要である．敗血症診断において血液培養は一般的に5－15％の陽性率とされているが，敗血症としての血液培養「陽性」は，治療適応として極めて高価値(high-value)な所見である．一般的に菌血症は血中での菌がみられるタイミングに

応じて，Transient(一時的：各臓器感染症，敗血症の初期など)，Intermittent (間欠的：膿瘍など)，Continuous (持続的：感染性心内膜炎，カテーテル関連血流感染症など)に分類される．これらの菌血症を捉えるのが血液培養である．Surviving sepsis campaign での推奨でも，少なくとも2セット（末梢血管からと，挿入後48時間以内の血管内デバイスからの採血）の血液培養採取に言及している[1]．血液培養2セットの採血は，四肢末梢の血管から場

所を変えて採取するが、1セットを採取したら直ちに2セット目を採取してよい[2].

基本的に、血液培養の採取を複数回重ねる意味は検出率を高めることにある.

コロラド大学病院での282名を対象とした研究では、1セットの場合91.5%であったのに対し、2セット採取した場合、菌血症の99%以上が検出された[3].1回目の培養陽性率が65〜80%、2回目が80〜88%、3回目が96〜99%というように、重ねることで陽性率を高めることができる.複数回重ねることで偽陰性を減らす一方で、疑陽性としての汚染（コンタミネーション）と区別することが出来る.1セットのみの採取は、陽性を見逃す可能性があり、かつ疑陽性と区別出来ないことから、推奨されない.

採取する血液量は、最低20ml（好気、嫌気ボトル1本につき10ml）が必要である[4].好気、嫌気に10mlずつの20mlでは、10mlよりも30%検出率を向上させ、15mlずつの30mlでは10mlよりも47%検出率を向上させる[2].

一般的に、入院患者において、白血球増多或いは減少を伴い経静脈的に抗菌薬を使用する前、もしくは肺炎、腎盂腎炎、膿瘍、髄膜炎、感染性心内膜炎などが疑われる場合、血液培養を積極的に採取する.これらの感染症を想起するきっかけは病歴であるが、菌血症に関する病歴で最も大切なのは悪寒戦慄の有無である.悪寒戦慄(shaking chills)、悪寒(moderate chills)、さむけ(mild chills)に区別するが、陽性的中率（%）は順に28, 18, 13, 陰性的中率（%）は95,97, 98, 陽性尤度比は4.7, 2.7, 1.8, 陰性尤度比は0.6, 0.3, 0.2である5.患者の免疫状態によっては、時に悪寒戦慄を呈しなくても血液培養陽性となることがあり注意を要する.

蜂窩織炎の場合はどうだろうか？米国感染症学会のガイドラインでは、蜂窩織炎での血液培養陽性率は5%以下とされている6.蜂窩織炎では起因菌が同定されず不明な場合は、MRSAなどの多剤耐性菌の可能性を考慮すれば必然的に抗菌薬のスペクトラムは広域となる.血液培養、更に皮下膿瘍からの良質な検体が得られ起因菌が判明すれば、抗菌薬選択に寄与する利点は計り知れない.リンパ浮腫を合併する場合は血液培養の陽性率が高くなることが知られている[7].病歴にて悪寒戦慄の有無、腹部骨盤や下肢の手術歴、触診にて浮腫の程度やリンパ節、リンパ管の圧痛を確認することが肝腎である.

日本の現状

日本感染症学会からの明確な血液培養に関するガイドラインはない（2015年現在）.JAID/JSC感染症治療ガイド2014（日本感染症学会・日本化学療法学会共同編集）では、敗血症の初期蘇生の例（「日本版敗血症診療ガイドライン」日本集中治療学会、45ページ、2013年からの引用）では血液培養を2検体以上採取と提出の記載がある.日本内科学会による内科救急診療指針[8]（JMECCガイドライン）には「異なる部位から2セット以上の血液培養の採取を行うことが明記されている.

1970年代から日本のある一部の教育病院で行われていた血液培養2セット採取[9]は、現在では多くの病院に広がりつつあり、医師国家試験問題（第107回H12参照）にも出題されるなど、医学生や初期研修医にとっても常識となっている[10].

**周囲の理解をどのように得るか—
血液培養2セットが常識となっていない施設の方のために**

高価値なケア High-Value Care をもっとやってみよう

コスト，手間，2回の採血に伴う患者の苦痛を考慮しても，血液培養陽性のhigh-valueは揺るぐものではない．血液培養採取に関する状況を少しでも改善する．物品が全て搭載された血液培養カートの設置など，手間を煩わせない環境づくりをすることや，カンファレンスを利用し，エキスパートの意見として血液培養2セットが常識であるというコンセンサスを得るなどの工夫が必要である．そして

このhigh-valueが揺るがないことを信じ，根気強く関わることである．いつの間にか環境が変わっていることだろう．

まとめ

- 患者が震えるのを見ていたら，自分も震えろ！
- 患者の手を握り安心させながら，その震えを自らの震えとして自覚し，直ちに血液培養2セットを採取する準備をしよう．

文献

1) Dellinger RP, Levy MM, Rhodes A, et al. Surviving sepsis campaign: international guidelines for management of severe sepsis and septic shock: 2012. Crit Care Med. 2013;41:580-637.

2) Cockerill FR, 3rd, Wilson JW, Vetter EA, et al. Optimal testing parameters for blood cultures. Clin Infect Dis. 2004;38:1724-30.

3) Weinstein MP, Reller LB, Murphy JR, Lichtenstein KA. The clinical significance of positive blood cultures: a comprehensive analysis of 500 episodes of bacteremia and fungemia in adults. I. Laboratory and epidemiologic observations. Rev Infect Dis. 1983;5:35-53.

4) Mermel LA, Maki DG. Detection of bacteremia in adults: consequences of culturing an inadequate volume of blood. Ann Intern Med. 1993;119:270-2.

5) Tokuda Y, Miyasato H, Stein GH, Kishaba T. The degree of chills for risk of bacteremia in acute febrile illness. Am J Med. 2005;118:1417.

6) Stevens DL, Bisno AL, Chambers HF, et al. Practice guidelines for the diagnosis and management of skin and soft tissue infections: 2014 update by the Infectious Diseases Society of America. Clin Infect Dis. 2014;59:e10-52.

7) Swartz MN. Clinical practice. Cellulitis. N Engl J Med. 2004;350:904-12.

8) 内科救急診療指針. 1st ed: 日本内科学会; 2011.

9) 喜舎場朝和. 臓器感染症の病態と化学療法 敗血症・心内膜炎. 日本内科学会雑誌. 1990;79:1694-9.

10) 青木 眞. レジデントのための感染症診療マニュアル. 第3版: 医学書院; 2015.

10. 内視鏡検査前に ルーチン凝固検査は必要か？

Over-testing by routine coagulation screening for patients undergoing gastrointestinal endoscopy

加藤幹朗　Mikiro Kato
横須賀米海軍病院 [〒238-0041 神奈川県横須賀市 本町1丁目２３]
U.S. Naval Hospital Yokosuka
E-Mail : k.mikiro@gmail.com

Highlight

Coagulation screening tests tend to be routinely ordered by many physicians in Japanese hospitals before conducting gastrointestinal endoscopy, including esophago-gastro-duodenoscopy (EGD), colonoscopy, and before conducting endoscopic procedures which may be involved with biopsy of mucosa, resection of polyps, or tumors. All these procedures can cause gastro-intestinal bleeding complications. The purpose of pre-procedure coagulation screening tests, including prothrombin time international normalized ratio, PT-INR; partial thromboplastin time, PTT; platelet count; bleeding time is to determine whether any coagulation problems exist in order to meet the special needs of the patients prior to, during and post-procedure. However the clinical indication for the need of routine systematic coagulation screening tests for those patients who undergo EGD and colonoscopy is unclear. The majority of patients undergoing EGD and colonoscopy are generally healthy. On the other hand, an abnormal test result may predict outcomes related to impaired hemostasis. Several study show that abnormal pre-procedure coagulation tests cannot reliably predict procedure-related bleeding, and abnormal test results in themselves may be predicted based on clinical history, physical examination and baseline medications. The American Society for Gastrointestinal Endoscopy standards of practice committee does not recommend routine coagulation studies before endoscopy. The society adds that endoscopists should selectively pursue pre-procedure testing on the basis of the patient's medical history, physical examination and associated risk factors.

There is no Japanese guideline which only concerns coagulation screening tests, but current Japanese gastrointestinal endoscopic guidelines recommend non-cessation of antithrombotic medications and checking coagulation tests depend on the rank of the procedure. We here suggest that there is no clinical indication for conducting routine pre-procedure coagulation screening tests without history taking and physical examination. We should abandon routine coagulation tests which would provide substantial cost savings.

Recommendations 提言

* "ルーチン"で凝固検査をオーダーするのは，もう止めましょう
* 病歴聴取と身体診察で出血素因を評価し，そこで必要があれば検査を行いましょう
* 手技の侵襲度も考慮しましょう

症例の解説とエビデンス

果たしてそれでもその凝固検査は必要か？

「最近胃がムカムカするので，胃の検査をして欲しい」と患者さん．「わかりました．では一度，内視鏡検査をやっておきましょうか．」ここで先生方は内視鏡の依頼を行うにあたって，どういった行動をとるでしょうか？ 内視鏡依頼のついでに凝固検査を依頼する先生は多いのではないでしょうか？

では，この患者さん，抗凝固剤の内服無く，過去に胃の手術を行ったが合併症無く，出血素因の家族歴も無い患者さんだった場合，果たしてそれでもその凝固検査は必要でしょうか．

では逆に，患者さんが心房細動でワーファリンを内服中，今回の胃内視鏡検査時に生検を予定しており，親族に弁護士のいる患者さんだった場合ではどうでしょうか．凝固検査は不要でしょうか．

果たして，内視鏡検査前の凝固検査の適応とは何でしょうか．また，この一回の凝固検査にかかる値段は如何程な物なのでしょうか．

ルーチンでオーダーする手を止めて，一緒に考えて見ませんか？

Keywords

routine coagulation screening test

症例の解説

「胃がムカムカする」「検診でひっかかった」「便に血が混じっていた」など，およそ一般内科医の仕事としても，消化管内視鏡検査を依頼する機会は少なくないのではないでしょうか．そしてこの場合，上部消化管内視鏡検査にしろ下部消化管内視鏡検査にしろ，検査前に凝固検査をチェックするのが習慣になってはいませんか．その理由は，私でしたら「出血したら怖いから」「何かあったら怖いから」「とりあえず」などでしょうか．では，一口に凝固検査と言っても「血小板数」「PT」「PTT」「出血時間」などの検査がありますが，どの検査を行っているでしょうか．そして，異常値があった場合，どのような行動をとるでしょうか．「再検する」「直ちに輸血する／凝固因子を補充する」「多分大丈夫だろう…」．

ではここで，消化管内視鏡検査前の「全例」に，「ルーチン」で凝固検査を行うことに明確なエビデンスがあるのかどうか，考えていきたいと思います．しかしこれには色々なシチュエーションが考えられます．一口に消化管内視鏡検査前と言っても，患者側の要素から考えた場合では，出血素因の家族歴がある患者，抗凝固剤を内服中の患者，担癌患者，その他易出血性の病態を有している患者，などそれぞれ異なる病態を挙げることができます．また，医師側から考えた侵襲度によっても分けることができます．内視鏡で観察のみの場合，生検を行う場合，内視鏡的粘膜下層剥離術や経皮内視鏡的胃瘻造設術など高侵襲処置の場合もあるでしょう．

日本の現状

では，日本におけるガイドラインはどうでしょうか[1]．日本では，内視鏡前検査のみを主体としたガイドラインは作成されておりませんが，「抗血栓薬服用者に対する消化器内視鏡診療ガイドライン」では，出血危険度によって消化器内視鏡を分類し（1．通常消化器内視鏡，2．内視鏡的粘膜生検，3．出血低危険度の消化器内視鏡，4．出血高危険度の消化器内視鏡），それぞれの場合で抗血小板薬や抗凝固薬使用時の対応を定めており，必要に応じてPTなどの凝固検査を行うことを提言しています **(Box 1)**．

> ＊ **Glossary**
> ### 臨床的に疑わしいとは？
>
> 過多出血や易出血性の既往，凝固因子欠損症の既往，長期胆管閉塞，低栄養，骨髄増殖性疾患の存在，血小板減少や抗凝固作用のある薬剤内服歴などが，病歴や身体所見で疑われる状態

Box1　出血危険度による消化器内視鏡の分類

日本消化器内視鏡学会　抗血栓薬服用者に対する消化器内視鏡診療ガイドライン

1	通常消化器内視鏡
	上部消化管内視鏡（経鼻内視鏡を含む）
	下部消化管内視鏡
	超音波内視鏡
	カプセル内視鏡
	内視鏡的逆行性膵胆管造影
2	内視鏡的粘膜生検（超音波内視鏡下穿刺吸引術を除く）
3	出血低危険度の消化器内視鏡
	バルーン内視鏡
	マーキング（クリップ, 高周波, 点墨, など）
	消化管, 膵管, 胆管ステント留置法（事前の切開手技を伴わない）
	内視鏡的乳頭バルーン拡張術
	出血高危険度の消化器内視鏡
	ポリペクトミー（ポリープ切除術）
	内視鏡的粘膜切除術
	内視鏡的粘膜下層剥離術
	内視鏡的乳頭括約筋切開術
	内視鏡的十二指腸乳頭切開術
	超音波内視鏡下穿刺吸引術
	経皮内視鏡的胃ろう造設術
	内視鏡的食道・胃静脈瘤治療
	内視鏡的消化管拡張術
	内視鏡的粘膜焼灼術
	その他

では次に, 米国におけるガイドラインはどうでしょうか[2]. The American Society for Gastrointestinal Endoscopy が2014年に打ち出したガイドライン Routine laboratory testing before endoscopic procedures を見てみますと, 内視鏡前に行われるルーチン検査として, PT, PTT 検査, 血小板数, 出血時間, 胸部X線, 心電図, 血液型, ヘモグロビン／ヘマトクリット, 尿検査, 妊娠検査, 電解質／腎機能／血糖値を挙げ, それぞれについての適応について述べています. そしてここで, PT, PTT, 血小板数, 出血時間に関しては『止血機能異常が臨床的に疑わしくなければ, ルーチンでの内視鏡処置前検査は推奨しない』と提言しています.

詳細を述べておきますと, PT・PTT に関しては, 患者が出血傾向であることが臨床的に否定的であれば, その値と内視鏡手技による出血との関連性は認められず出血予想のツールとして用いることはできないとし, たとえ出血したとしてもそれは通常の健常人に合併したものに同等としています. 言い換えますと, PTやPTT が異常値を示すケースは, 病歴と身体所見から事前に

予測してそれぞれへ対処することが十分可能であり，例え臨床的に全く予測不可能な患者において偶発的にPT・PTTの異常値を認めたとしても，その値と出血との正確な関連性は認められておらず，また頻度も低いことから（家族歴や手術歴，外傷歴のない男性血友病患者の発生率はたった0.0025％と計算される），臨床的に止血機能異常が疑われない患者におけるルーチンでのPT・PTT検査は推奨しないとのことです．血小板数に関しても同様であり，出血時間に至っては，ルーチンでの使用は過去において既に無用のものであるとしています．

著者が勤務していた病院においても同様の結果が示されており，合計4998人の上下部内視鏡検査を受けた患者を対象として行った研究において，内視鏡検査前にPT-INRまたはPTTいずれかにおいて異常値を示した患者では（PT-INR ＞ 1.3，PTT ＞ 60.00），大多数が病歴上または身体所見において出血素因が検査前に容易に確認され，また異常値を示した患者においては手技に拘わらず内視鏡処置関連の出血合併症は認められませんでした．

なおここでいったん，検査料について述べておきますと，単一の検体検査実施料としては出血時間15点，PT 18点，血算21点，PTT 29点，Dダイマー定量143点であることを補筆しておきます．今後不要な検査を省くことはもちろんコスト削減にも繋がります[3]．

やめさせるために必要な施策提案

以上のことから，今回の我々の提案として，消化管内視鏡検査を受ける患者に対して，全例に即ルーチンで凝固検査をオーダーするのは，止めましょう．その代わりとして，手技の侵襲度，また患者の病歴聴取と身体診察において出血素因を判断したうえで，必要があれば凝固検査を追加すべきと提案致します．

まとめ

今回私たちは，消化管内視鏡検査前における凝固検査の適応について述べてきました．PT，PTT，血小板数，出血時間など凝固検査の測定は，臨床的に止血機能異常が疑わしい場合にのみ施行すべきであり，コスト削減の面からも，綿密な病歴聴取と詳細な身体診察を経ずしての漫然としたルーチンでの凝固検査は今後断固として慎むべきです．

文献

1) 日本消化器内視鏡学会．"抗血栓薬服用者に対する消化器内視鏡診療ガイドライン．"日本消化器内視鏡学会雑誌．Vol.54(7). Jul. 2012. http://minds4.jcqhc.or.jp/minds/gee/20130528_Guideline.pdf（参照 2015-05-12）

2) Committee ASoP, Pasha SF, Acosta R, Chandrasekhara V, Chathadi KV, Eloubeidi MA, et al. Routine laboratory testing before endoscopic procedures. Gastrointestinal endoscopy. 2014;80(1):28-33.

3) 診療報酬点数表 Web. "診療報酬点数表 Web 2014." http://2014.mfeesw.net/（参照 2015-05-12）

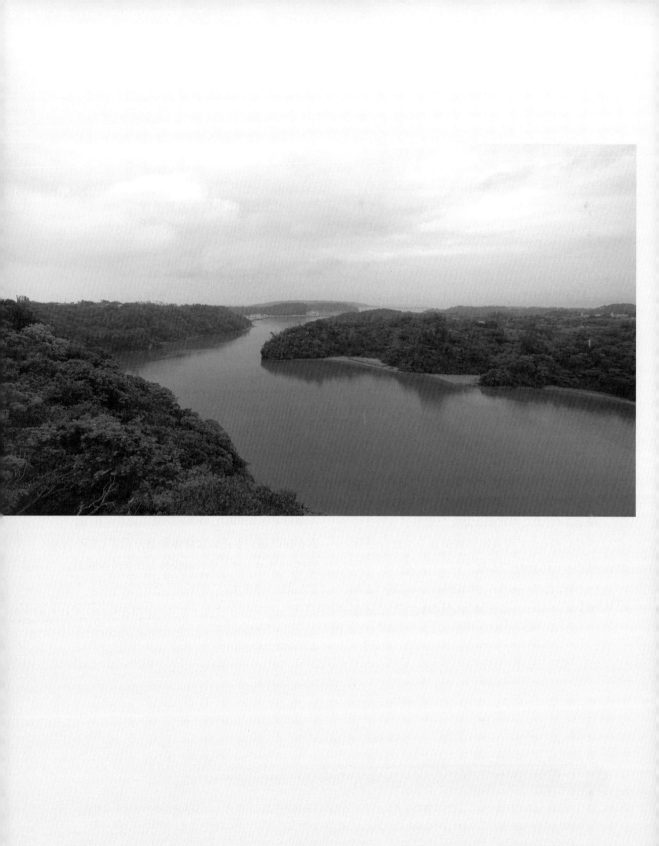

11. 入院時ルーチンや内視鏡前の肝炎ウィルス・梅毒血清学的検査

Routine hepatitis virus and syphilis testing upon admission and before endoscopic procedures

木下賢輔　Kensuke Kinoshita

水戸協同病院・筑波大学附属病院 水戸地域医療教育センター [〒310-0015 茨城県水戸市宮町 3-2-7]

Mito Kyodo General Hospital, University of Tsukuba

E-Mail : kensuke.kinoshita@nifty.ne.jp

Highlight

In Japan, many physicians routinely test patients' serologic markers before performing endoscopic examinations or any other procedures. For example, syphilis and hepatitis virus tests are often performed following hospital guidelines. In the past, physicians treated "infected" patients differently. Exceptional processes were used to sterilize endoscopic instruments when they had been used for "infected" patients. In recent years, however, physicians generally follow a principle of standard precautions; all patients are treated as "infected". The same process is used to sterilize endoscopes for all patients. A positive result of syphilis or hepatitis virus test has no impact on the process. Hence, testing patients' serologic markers has become unnecessary. This principle applies to many other medical interventions. It is true that screening tests for syphilis and hepatitis virus are useful in some situations. For example, we routinely perform these tests among pregnant women. As a consequence, vertical transmissions of syphilis and hepatitis virus have decreased historically in Japan. Performing these tests before an endoscopic examination, however, has less impact on preventing transmission of these infections. Testing syphilis and hepatitis virus routinely before endoscopic examination is unnecessary and not recommended among low risk groups except in cases of pregnancy.

All tests should be done on the basis of informed consent. If a physician decides to perform routine tests, one must explain the tests and their results to the patients. Besides, all tests should be performed with a good reason.

低価値なケア Low-Value Care をやめよう

Recommendations 提言

* 漫然と機械的にルーチン検査を行わない
* 必要性があってルーチン検査を行うなら，根拠に基づいて定期的にマニュアルを見直す
* 検査をオーダーする以上は必ず結果のフォローアップを行う
* そもそも医学的に不要な検査は行わない

症例の解説とエビデンス

70 歳代 男性

X年5月　眼科手術の術前チェックで RPR(-) TPHA(+) HBs 抗原 (-) HCV 抗体 (+) であった.

X+1年9月　転倒による左大腿骨頸部骨折で入院. スクリーニング検査で RPR(-) TPHA(+) HBs 抗原 (-) HCV 抗体 (+) であったため内科に紹介された. C 型肝炎について超音波や CT など各種評価が行われ，肝硬変と診断. 外来管理が開始された.

X+2年1月　尿管結石に対して ESWL（体外衝撃波破砕術）が行われた. 術前チェックで RPR(-) TPHA(+) HBs 抗原 (-) HCV 抗体 (+) であった.

X+2年3月　食道静脈瘤評価目的の上部消化管内視鏡で早期胃癌が発見された. この際の内視鏡施行前には感染症スクリーニングは行われなかった（2 ヶ月前に施行していたため）.

X+2年4月　早期胃癌に対して幽門則胃切除術が施行された. 術前チェックで RPR(-) TPHA(+) HBs 抗原 (-) HCV 抗体 (+) であった.

Keywords

肝炎ウィルス検査（Hepatitis virus testing），梅毒検査（syphilis testing），ルーチン検査（routine testing）

症例の解説とエビデンス

　上記は、術前や入院時のルーチン検査として梅毒および肝炎ウィルスの検査が繰り返し行われていた症例である.

　特に初回の検査では梅毒,C型肝炎とも初めての検査で陽性であったにもにもかかわらず,特にアクションなく放置され,患者にも知らされていなかった.約1年後に別件で入院した際に担当医に検査異常を指摘され内科紹介となった.患者にとってはC型肝炎がルーチン検査で発見されたのは幸いではあったが,既に肝硬変に至っていた.

　国内の報告で,B型肝炎の陽性反応が出たが患者に知らせておらず,後に肝がんが発症し医師が訴えられたケースもある[1].

　本症例では結果的には仮に肝硬変が1年早く診断されていても治療方針や予後は大きく変わらなかったであろうと推定されるが,場合によっては診断が遅れることで患者が不利益を被り,医師が見逃しの責任を問われる可能性もある.

日本の現状
入院時・内視鏡前・手術前のルーチン検査

　入院時スクリーニングや消化管内視鏡・気管支鏡などの検査,生検や手術など侵襲を伴う処置の前に,梅毒およびB型・C型肝炎の検査をルーチンで行うことを定めている病院は多い.

　過去には,消化管内視鏡を介したB型・C型肝炎ウィルス,ヘリコバクター・ピロリ菌,サルモネラ菌,緑膿菌などの細菌感染,気管支鏡を介した抗酸菌などの感染が報告されており,後に内視鏡の消毒方法で感染が予防できることが明らかとなっていった歴史がある.その当時は,内視鏡施行前に感染症検査を行い,感染症を有する患者に使用した内視鏡を厳重に消毒したり,検査の順番を後に回す,などの対策が行われる場合も多かった[2].近年では,全ての患者が感染症を有する可能性があると見なして感染対策を行う標準予防策があらゆる医療行為において推奨されている.内視鏡の洗浄・消毒についても,感染症の有無にかかわらず一律の方法で行うことが一般的である.日本消化器内視鏡学会のガイドラインでも,器具の使用用途（生検に使用する処置具など血液に触れるもの,内視鏡など粘膜に触れるもの,皮膚に触れるもの）によって消毒の基準を定めているが[3],患者の感染症の有無による消毒方法について記載はない.

　一方,入院時や手術前,病理検査および剖検の前に患者に行われる感染症検査の目的は,医療スタッフの安全を守る名目もあるとされる.あらゆる医療従事者は様々な感染症リスクに晒されており,原則的にスタッフの危険は極力回避しなければならないが,こちらも同様に標準予防策が基本である.あらゆる患者や病理検体について感染症を有するものとして扱うのが望ましい（C型肝炎やHIVなど一部の病原体は冷蔵で失活しやすく剖検の前に一晩冷蔵庫4℃で保存することも行われるが[4],設備や時間的都合で困難なことも多い.また結核やプリオン病など厳密な感染対策を要する病原体では,予め疑われている患者の剖検には相応の対策,設備で行わなければならない）.

スクリーニング検査の有益性と意義

　もちろん梅毒やウィルス性肝炎をスクリーニング検査で発見することに恩恵はある.子どもへの先天梅毒の防止やB型肝炎の母子感染の予防は言わずもがな,成人においてもウィルス性肝炎を早期発見することで肝硬変や肝癌が予防できれば社会的にも利益がある.

過去には母子感染や輸血によるウィルス性肝炎などの感染者が数多く見られ，行政のレベルでも様々な対策が行われてきた．妊娠初期の梅毒，B型肝炎の検査は公費で行われ，妊婦健診の過程でルーチンに組込まれる様になっている．先天梅毒は妊娠中に早期診断・治療をすることで防止が可能であり，B型肝炎は母子感染防止事業によって，母子感染を大幅に減らすことができた実績がある[5]．また，輸血による感染症については（輸血の安全性の話題は本項のトピックから外れるが），売血から献血への一本化，感染症検査の進歩・徹底により検査が可能な既知の感染症はゼロではないが稀なものとなった．

一方で，梅毒やウィルス性肝炎は上記の様に妊婦健診などでチェックを受ける機会がある他，多くの自治体で公費による検診を受けられるが，健診未受診など潜在的な保菌者を含めると報告に基づく統計よりも蔓延している可能性も指摘されている．また性感染症としての側面もあり，近年HIVとともに若年者や男性同性愛者の間などの感染も問題になっている．

我々臨床医がよく経験するのは，本項の症例のように別の疾患で入院した際や内視鏡検査前，手術前などのルーチン検査で梅毒やウィルス性肝炎が発見される例であろう．もちろん偶然に疾患が発見され治療に繋がれば結果的にその患者にとっては幸運であるが，医学的には内視鏡検査や手術の前の場面で検査を行う意義は少ない．なお，USPSTF (U.S. Preventive Services Task Force) では，B型・C型肝炎，梅毒について妊婦全例と高リスクの人へのスクリーニング検査を推奨しているが，症状のない低リスクの人には推奨しないとしている[6]．

特定の疾患やリスクを持った患者を対象に医学的な必要性に応じて行われるスクリーニング検査の場合は，マニュアル的な取り決めで行われるルーチン検査とは趣が異なる．例えばステロイドや抗がん剤，免疫抑制剤による治療を行う前にも同様の感染症検査が行われる．ウィルス性肝炎（特にB型肝炎）は，患者の免疫能が低下するとde novo肝炎を起こしうることが知られており，スクリーニング検査はリスク評価および治療方針決定のために必要である．

また平成16年に生物由来製品感染等被害救済制度が定められ，生物由来製品による健康被害に対して救済給付が行われることとなっている．輸血を行う場合には，輸血製剤を投与したことによって肝炎やヒト免疫不全ウィルスなどの感染が起きていないかどうかをチェックしなければならない．厚生労働省による「輸血療法の実施に関する指針」（改訂版）に従い，輸血の前後には感染症スクリーニング検査が行われることになっている（医師が輸血による感染を疑い，必要と認めた場合は保険より償還される）．

検査のインフォームドコンセント

検査の意義は別としても，原則としてあらゆる検査はインフォームドコンセントのもとに行われ，患者に結果が伝えられなければならない．

国内の論文で，ある病院で行われたHBs抗体，HCV抗体のスクリーニング検査の結果カルテに問題点として記載されていたのがそれぞれ52.6％，48.0％，専門科への介入依頼がなされていたのが31.6％，29.9％であったという報告がある[7]．各医療機関や診療科のポリシーで定められ，医師の意図でなく行われたルーチン検査では検査結果の確認が抜けがちであるが，臨床医としては検査を行う以上は

結果に責任を負わなければならない. 前述の如く訴訟に至った例もあり, 見逃した場合に責任を問われる可能性もある.

また, 肝炎ウィルス検査を受けているにも関わらず, 15% の人が「受けていない・わからない」という回答であったという報告もある[1]. 行われた検査を本人が把握していない場合, 例えばその前後に健診などで重複して検査が行われると, コストや侵襲の意味でも全く無駄である. 結果が陰性であっても, 検査を行い陰性であった旨を患者に説明するのは当然であろう.

検査のコスト

参考までに梅毒, 肝炎ウィルス検査の診療報酬点数を記載する. 梅毒脂質抗原 15 点, TPHA 定性 32 点, HCV 抗体 (第3世代) 116 点, HBs 抗原定性・半定量 29 点である.

やめさせるための必要な施策提案

漫然と機械的に「ルーチン検査」をオーダーすべきではない. もし医学的な必要性があり施設や診療科のポリシーとして検査を行う場合には, 根拠に基づいて定期的にマニュアルを見直すべきである. 検査をオーダーする以上は (あらゆる検査について同様であるが), 結果のフォローアップを行わなければならないし, 不要な検査ならば行うべきでない.

まとめ

入院時や消化管内視鏡・気管支鏡などの検査, 生検や手術など侵襲を伴う処置の前に感染症検査をルーチンで行っている病院は多い. 歴史的には必要であったかも知れない検査であっても, 常に根拠に基づいてマニュアルを見直し, 不要な検査は行わないことが望ましい. 入院や検査の度に機械的に検査を繰り返すような無駄は慎むべきである. もちろん特定の疾患やリスクを持った患者に対して行われるルーチン検査もあり, 医学的な必要性に応じて行われる場合にはその限りでない. また, 疾患の予防や早期発見という意味でのスクリーニング検査にも有用な面はあるが, 妊婦以外の無症状の低リスクの人に対しては推奨されない.

謝辞

執筆にあたり水戸協同病院 石本 立先生にご協力を頂きありがとうございました.

文献

1) 正木 尚彦 ほか. 肝炎ウイルス陽性患者に対する診療体制をどうするか. 日本内科学会雑誌. 2014; 103(1):123-140.
2) 赤松 泰次 ほか. 総論 消化器内視鏡に関連する感染症. 消化器内視鏡. 2012; 24(4):444-450.
3) 日本消化器内視鏡学会. 消化器内視鏡ガイドライン, 第3版. 医学書院. 360p, 2006.
4) 砂川 恵. 病理解剖の前に 感染症, 環境対策 感染症対策 (1). 病理と臨床. 2012; 30(臨時増刊号):373-384.
5) 花岡 正智. 妊娠中の基本検査を理解しよう！血液検査 HBs 抗原. ペリネイタルケア. 2014; 新春増刊 36-38.
6) U.S. Preventive Service s Task Force. http://www.uspreventiveservicestaskforce.org/ (参照 2015-8-24)
7) 林 智之 ほか. HBs 抗原・HCV 抗体スクリーニング検査陽性例に対する対応の現状. 石川県立中央病院医学誌. 2013; 35 17-19.

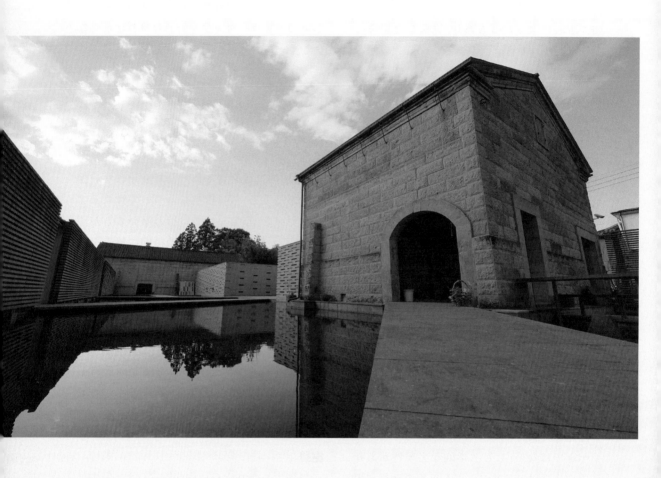

12. 血管拡張薬と利尿剤で治療可能な軽症心不全に対するハンプ療法

hANP therapy for mild heart failure who should be treated by vasodilator and diuretics

水野　篤　Atsushi Mizuno

聖路加国際病院　循環器内科 [〒 104-8560 東京都中央区明石町 9-1]
Department of Cardiology, St. Luke's International Hospital
E-Mail : atmizu@luke.ac.jp

Highlight

In Japan the usage of hANP for acute heart failure used to be employed much more frequently than in western countries. hANP was a quite useful group of drugs for heart failure due to problems with the mechanisms of action; systemic and pulmonary vasodilaton, promoting natriuresis, diuresis, and inhibiting the renin-angiotensin-aldosterone axis. A previous large randomized controlled trial revealed that nesiritide (hBNP, similar to hANP) had no impact on mortality, rehospitalization, or renal function. However it had a small but statistically significant impact on dyspnea, and an increased risk of hypotension. In western countries, nesiritide had been used only as a vasodilator in the modern era. Furthermore, there has been no such trial for caripeptide.

Why do so many doctors in Japan favor hANP? There are two reasons; First, an all-in one package (vasodilator, diuretics, anti-hormonal effect) seems attractive. Second there are no restrictions of usage for many drugs in Japan, especially cardiovascular agents. We should pay attention to the fact that there is little clinical evidence of their efficacy. Of course, the Japanese health and welfare ministry has determined the basic guidelines for the use of these drugs. Unfortunately, there is no adequate system to check whether these drugs are used appropriately or not.

Recommendations 提言

* ガイドラインを読む
* 急性心不全における治療薬を再確認する
* 血管拡張薬と利尿薬の位置付けを確認する
* hANP を使用している場合の入院費用を確認する
* hANP なしで治療してみる

CASE

患者：90 歳女性

来院 2 ヵ月ほど前からの夜間発作性呼吸困難を自覚. 来院 1 週間前には起坐呼吸となり, 近医を受診したが, 胸部単純写真では異常がないということで帰宅したものの横になれず地域中核病院に受診. 来院時心電図では, 心拍数130bpmの心房頻拍であった. β遮断薬の投与と心機能の保持された心不全の診断で循環器内科に入院. カルペリチドを併用して, 利尿を図ったということ. ヘパリンも併用していたが, 翌日洞調律化. 入院 2 日目に急激な意識レベルの低下と右上下肢の脱力を認め, 脳梗塞の診断となった. 神経内科の指示により, 脳梗塞に対してグリセオール注を投与. 循環器医は心不全がある患者への投与であったため, なんとなくカルペリチドをそのまま継続した. 尿道カテーテルを抜去した後も, 尿量が少ないことから, なんとなく 1 ヶ月間継続していたが, 尿閉が明らかとなり泌尿器科よりウラピジルを開始し, 自己導入を追加してようやく退院となった. 総カルペリチド投与期間は 31 日となった.

Keywords

hANP therapy, mild heart failure, vasodilator and diuretics

症例の解説とエビデンス

今回の症例は心機能が保持された心不全, その原因は不整脈が関与していたと考えられる. 頻脈発作に対してのβ遮断薬使用は適切と考えられたが, 本症例での問題点としては,

① **カルペリチドで利尿を図った**
② **なんとなくカルペリチドを継続した**
③ **尿閉の尿量減少に関してカルペリチドを継続した**

ことが挙げられる.

まず, カルペリチドの効果に関してであるが, ガイドラインにも「カルペリチド（遺伝子組み換えhANP）は, 血管拡張作用, ナトリウム利尿効果, レニンやアルドステロン合成抑制作用などにより減負荷効果を発現し, 肺うっ血患者への適応とともに, 難治性心不全に対してカテコラミンなどの強心薬と併用される（クラスⅡa, レベルB）」とされており[1],

1. **血管拡張作用**
2. **ナトリウム利尿効果**
3. **レニンやアルドステロン合成抑制作用などにより減負荷効果**

と3つの作用があり, これらの作用はどれもが心不全に対して, 病態生理的にはよい効果が期待される. 心不全では血管拡張薬と利尿薬という二つの大きな治療の柱があることに加え, RAA系抑制効果があるという. スピロノラクトン・β遮断薬による心不全の神経体液性因子抑制が予後改善することからも多くの医師が飛びつきたくなる理由はよく分かる. 特にしかし, 一方でカルペリチドを使用した方がよりよい治療であるという科学的根拠は乏しく, Kobayashiらによる ANP治療自身のメタアナリシスでも血行動態は改善するが, 予後には影響しないとされている[2]. またMatsueらの後ろ向きの研究においては, プロ

ペンシティマッチで補正したところ, カルペリチド投与で院内死亡が増えたというデータすらある[3]. 欧米で使用されている類似薬は, Nesiritide(human BNP)がある(カルペリチドはまた日本でしか使用できない). しかし, これも同様の効果が期待できるが, 基本は血管拡張薬という位置づけであり, 日本の多くの医師が誤って使用しているような多くの機能は期待されていない[4].

3のような神経体液性因子の補正は慢性期治療になるため, これらの多くの効能を期待しすぎるがゆえに, 漫然と投与されがちである. 本症例もその漫然投与により最終的に31日投与となっている. 欧米では費用対効果がはっきりしているため, カルペリチドのような具体的なアウトカムに関与しない薬物を漫然と投与することは考えられない. 費用だけではなく, これまで証明されていない亜急性期における神経体液性因子を補正するためのカルペリチド投与は控えた方が適切であると考えられる.

最後に尿閉に対して利尿効果を期待したカリペリチドであるが, これはカルペリチドというより臨床現場での患者の主訴がわからない高齢者における治療時の問題点であろう. 高齢者特有のMulti-problem に対してGeneralismを持って対応する必要があると再度警鐘を鳴らしたい.

日本の現状

ATTEND registry でも利尿薬が80.4%に加え, カルペリチドが69.4%と汎用されていた. 日本において, かなりEvidence based な治療が普及しているが, Evidence というのが個々の医師に自由な形で解釈されることが非常に多い. もちろん, すべてEvidence に基づく治

療のみで解決できるわけではないことは事実である. しかし, 病態生理に基づく治療を日本の医師は非常に好むため, エビデンスからかけ離れた治療が行われることがあり, カルペリチドはその最たるところである. カルペリチドは利尿効果があり, 血圧も下がる, さらには神経体液性因子も抑制できるというようなところが独り歩きし, 予後を改善しないということを忘れてしまうことが多い. あくまでtailor-made な治療であるという事を再認識しておく必要がある. 2015 年の現在ではまだ医療費における臨床医の感覚は低いと言わざるを得ず, 使用したい治療薬をどの病院でも使用できる現状からこのような使用は保険者に負担がもたらされている. 今後は当然費用対効果などの分析が進むと考えられるので, この状況が 10 年も続かないとは思われるが, 病態生理ベースの治療優先思考は再考すべきところがあるだろう.

やめさせるための必要な施策提案

冒頭の 5 か条に挙げさせていただいた通り,

- ガイドラインを読む
- 急性心不全における治療薬を再確認する
- 血管拡張薬と利尿薬の位置付けを確認する
- hANP を使用している場合の入院費用を確認する
- hANP なしで治療してみる

これらのまず第一歩が必要だろう. 何のために使用するか? もちろん患者さんのためであるが, その使用がどのような費用で行われ, どのようなアウトカムをもたらしているのか? ということを考えてゆく必要がある. 心不全の院内での死亡率は日本では非常に低く, 10% 以下である. これらの予後の良さがカルペリチドの効果でよくなっているのではなく, 入院適応などの問題に還元できるような思考回路がこれからの若い日本の医師に求められている.

まとめ

カルペリチドは病態生理の観点からは, 非常に有効である. ただし, 予後を改善させるというデータはない. その状況でこのカルペリチドの使用頻度は, 少し常識のある観点からはかなり異常であろう. まず自分が異常な状況にあるということを認識することからすべてが始まると考えられる. 自分の施設でどうか? 再度考えてみてほしい.

文献

1) Guidelines for treatment of acute heart failure (jcs 2011). Circ J. 2013;77:2157-2201

2) Kobayashi D, Yamaguchi N, Takahashi O, Deshpande GA, Fukui T. Human atrial natriuretic peptide treatment for acute heart failure: A systematic review of efficacy and mortality. Can J Cardiol. 2012;28:102-109

3) Matsue Y, Kagiyama N, Yoshida K, Kume T, Hiroyuki O, Suzuki M, Matsumura A, Hashimoto Y. Carperitide is associated with increased in-hospital mortality in acute heart failure: A propensity score-matched analysis. J Card Fail. 2015

4) Yancy CW, Jessup M, Bozkurt B, Butler J, Casey DE, Jr., Drazner MH, Fonarow GC, Geraci SA, Horwich T, Januzzi JL, Johnson MR, Kasper EK, Levy WC, Masoudi FA, McBride PE, McMurray JJ, Mitchell JE, Peterson PN, Riegel B, Sam F, Stevenson LW, Tang WH, Tsai EJ, Wilkoff BL. 2013 accf/aha guideline for the management of heart failure: Executive summary: A report of the american college of cardiology foundation/american heart association task force on practice guidelines. Circulation. 2013;128:1810-1852

13. 脳梗塞におけるエダラボン療法

Edaravone in acute ischemic stroke

矢吹　拓　Taku Yabuki
国立病院機構栃木医療センター [〒 320-8580　栃木県宇都宮市中戸祭 1-10-37]
National Hospital Organization Tochigi Medical Center
E-Mail : tyabu7973@hotmail.com

Highlight

Edaravone, a free radical scavenger and antioxidant, is widely used for the treatment of acute ischemic strokes in Japan.This is because edaravone is recommended by Japanese guidelines for the treatment of strokes. On the other hand, this agent is not approved in Western countries, and is also not recommended by the American Heart Association (AHA) guidelines. The efficacy of edaravone was assessed by a few small trials, and these data show an effective trend but not definitive. Larger and high-quality trials are required to confirm the efficacy.

The cost of edaravone is very high, with an estimate of 28 billion Yen being spent each year, which leads us a desire to fully consider cost-effectiveness measures. Routine use of edaravone for ischemic stroke may be inappropriate when considering medical economics. Edaravone has side effects, such as renal and hepatic dysfunction, hematologic abnormality, and there has been a single report of death due to its use. We need to check renal function during treatments, particularly with elderly people.

There are more important things in acute stroke care, for example the spreading of thrombolytic therapy and the close monitoring of rapid declines in cognition. It is, therefore, necessary to emphasize higher value care for strokes.

Recommendations 提言

* 脳梗塞に対するエダラボンの臨床効果の検証は不十分で，現時点で治療を強く推奨する根拠は乏しい
* 脳梗塞患者にルーチンでエダラボンを使用することは医療経済への影響を考えると不適切である
* 腎機能障害などの副作用も一定頻度で報告されており，リスク・ベネフィットをよく考え使用を検討する必要がある
* 急性期脳梗塞診療でより重要なのは，住民レベルでの迅速な認知と血栓溶解療法の普及である

CASE

82歳　男性

　糖尿病と高血圧，脂質異常症の既往があり外来に定期通院していた．内服薬はメトホルミン，アムロジピン，アトルバスタチンを内服している．受診前日までは特に症状は無かったが，受診当日朝起きた時には，呂律が回らず，右手足の麻痺があるとのことで，救急車で来院された．

　来院時，血圧 172/95mmHg，脈拍 76 回 / 分 整で，右上下肢の不全片麻痺と構音障害を認め，NIHSS は 4 点だった．低血糖はなし．頭部 CT で出血は認めず，その後施行された頭部 MRI で左放線冠領域の拡散強調画像高信号域を認め，MRA で主幹動脈の狭窄を認めずラクナ梗塞と診断した．

　急性期治療として抗血小板薬内服に加えてエダラボン点滴を開始．エダラボン開始 3 日後の採血で腎機能が著明に悪化し急性腎障害を来した．エダラボンによる急性腎障害を疑い同薬を中止したところ，経時的に腎機能障害は正常化した．急性期リハビリを行い，回復期リハビリ病院に転院となった．

Keywords

エダラボン，脳梗塞，急性期治療

症例の解説とエビデンス

　本症例は, 急性期ラクナ梗塞の入院症例で, エダラボン投与後に急性腎障害を来した一例である. 本邦において, 発症24時間以内の急性期脳梗塞患者に対してエダラボンが投与されることは非常に良く見られる診療内容であり, 筆者が過去に所属した施設においてもほぼ一様に行われていた印象がある. 今回症例で提示した急性腎障害については, 2002 (平成14) 年10月に緊急安全情報が出され, エダラボン投与中または投与後に重篤な腎機能障害が現れた症例が29例, 死亡例も10例報告されている.

エダラボンのエビデンス

　果たして急性期脳梗塞の治療としてエダラボンは有用なのだろうか. 近年の血栓溶解療法などを含めた脳梗塞治療の有用性を評価するために用いられるアウトカムは, modified Rankin Scale (以下mRS) などを含めた神経障害による概括評価であり, 本稿での有用性もそれに従って評価する.

　まずエダラボンの添付文書を確認してみると, "発症72時間以内の脳梗塞急性期患者を対象に実施した, プラセボ対照の二重盲検群間比較試験[1]において, エダラボン群は神経徴候, 日常生活動作障害の改善を示した." とある. また, 本邦の脳卒中治療ガイドライン2015[2]では上記と同じ論文を根拠に "**脳保護作用が期待されるエダラボンは脳梗塞 (血栓症・塞栓症) 患者の治療法として推奨される (グレード：B)**" とされている. 日本国内では概ね使用を推奨していることが分かる.

　一方, 諸外国の文献を確認すると, Up To DateやDynamedといった電子教科書では,

エダラボンの名前はほとんど出てこないのが現状である. エダラボンは神経保護薬に分類されており, アメリカ心臓学会 (American Heart Assciation:AHA) のガイドライン[3]では "**現時点では急性期脳梗塞に対する神経保護薬の効果は十分検証されていないので, 使用は推奨されない (エビデンスレベル： Class Ⅲ: 推奨グレード：A**" と記載されており, 使用を推奨しないというスタンスである. 欧米ではエダラボンは発売されていないという点を差し引いても本邦とは見解が大きく異なる.

エダラボン推奨の根拠となった研究

　添付文書およびガイドラインで取り上げられているエダラボンの効果を検証した臨床試験を見ていこう. 本研究は, 2003年に発表されたランダム化比較試験で, 実際に行われたのは1993年12月から1996年3月であり, 研究開始から論文報告まで実に10年以上の時間がかかっている. 試験デザインはランダム化比較試験で, ランダム割り付けは中央割り付けで適切に行われ, 盲験化やITT解析も行われている. 対象患者は, 発症72時間以内の急性期脳梗塞患者で, 機序としては血栓性も塞栓性も含まれており, 意識がJCS 3桁の患者は除外されている. エダラボン30mgを12時間毎に14日間投与した群とプラセボ14日間投与した群を比較しており, 併用薬として許可されているのはグリセオールのみだった. プライマリアウトカムは, 発症3ヶ月以内の退院時または3ヶ月時点でのmRSで, セカンダリアウトカムで3, 6, 12ヶ月後のmRSを評価している.

　急性期脳梗塞患者250人がエダラボン群 (E群) 125人, プラセボ群 (P群) 125人に

割り付けられ, mRS 0 点がE 群 27/125 人, P 群 12/125 人, mRS 1 点がE 群 36/125 人, P 群 35/125 人, mRS 2 点がE 群 29/125 人, P 群 40/125 人だった. mRS 3 点以上の患者は両群で差は無かった. エダラボン投与によって, mRS0 点は有意に多く, mRS2 点は有意に少ないという結果だった.

この論文ではいくつか注意しなくてはいけない評価項目がある. まずベースラインの患者群の違いである. 本文のベースラインを確認すると, 意識清明患者はE 群 79 人, P 群 81 人と変わらなかったが, JCS1 桁がE 群 37 人, P 群 27 人, JCS2 桁がE 群 9 人, P 群 17 人と, P 群に意識障害のある患者が多いことが分かる. これは最終的にエダラボン群に有利に働く可能性がある差である. また, そもそも入院時に脳梗塞重症度評価である入院時NIHSS や試験薬投与前のmRS が評価されていないのも問題である. 2 つめは, 標準治療が行われていないという点である. エダラボン以外の治療で行われているのはグリセオールのみで, 抗血小板薬も血栓溶解療法も投与されていない. 研究が行われたのが1993-1996 年であり仕方のない側面もあるかもしれないが, これは現状の脳梗塞急性期治療とは大きく異なる点である. 3 つめとして利益相反の問題がある. 本研究は三菱ファーマ株式会社から資金援助を受けており, エダラボン開発会社の主導研究である事に注意が必要である.

その他の研究を確認すると, 2011 年にCochrane review がエダラボンに関するSystematic review[4] を発表している. このSystematic review で取り上げられたランダム化比較試験は3 件あり, このうちの1 件は先ほど取り上げた研究だった. 他の2 件は中国のランダム化比較試験である. 3 つの結果を統合するとエダラボン投与群で有意に神経障害度が低い患者が多い結果だったが, 研究の質や件数が少ないことから「エダラボンは効果的かもしれないが更なる大規模な質の高い研究でこの傾向が確認されることが期待される」という結論となっている. 中国のランダム化比較試験2 件では, 神経予後のアウトカムでEuropean Stroke Scale（ESS）を用いており, 14 日や21 日時点でのESS をアウトカムとしていたが, 脳梗塞の治療効果を検証するには不十分なフォローアップ期間である.

上記の結果を統合して考えると,「エダラボンは脳梗塞急性期に使用することで, 神経予後を改善する可能性はあるが, その根拠となるエビデンスの質は十分とは言えない」と考えるのが妥当である.

日本の現状と今後の課題

エダラボンは日本で開発され, 2015 年現在, 日本・中国・インドで承認・販売されているが, 欧米諸国では承認・販売はされていない. 本邦では2001（平成13）年6 月の発売から三菱化学で発売開始され, その後田辺三菱製薬で販売されている. 当時の販売開始時資料[5] には「2010 年頃には, 700-800 億円の売り上げを目指す！」と書かれており, 実際ピーク時には年間280 億円を売り上げる田辺三菱製薬の主力薬

＊ Glossary
mRS 2 点

mRS 2 点とは「発症以前の活動がすべて行えるわけではないが, 自分のみの周りのことは介助なしで行える」状態を指す.

剤だった．2012（平成24）年に特許切れするまで，実に多額の医療費が本薬剤につぎ込まれており，現在も後発医薬品も含めて本邦で大量に使用されている薬剤の一つである．

　医療費には限りがあり費用対効果を十分検証する必要がある．上記日本のランダム化比較試験の結果を基に考えても，エダラボンが減らすのはmRS 2点の患者群である．

　エダラボンは，後遺障害が残り，その後多くの医療費がかかるようなmRS3-5点の患者群は減らさないことを考える必要がある．年間280億円の医療費を費やすに値する薬剤かどうかは適切な手法での評価が必要になるだろう．

　脳梗塞急性期治療で現在最も効果的な治療は血栓溶解療法であり，適応時間も4.5時間まで拡大されている．血栓溶解療法は世界中でその効果が証明されており，mRSやNIHSSが高い重症例でも効果があることも分かっている[6]．しかし，本邦での脳梗塞患者に対する血栓溶解療法の施行率は数％に留まり，世界的には30％を超える施設がある中で，いまだ十分な施行率が達成できているとは言えない状況である．効果が十分に検証されていないエダラボン療法に莫大な医療費を費やしていくよりも，血栓溶解療法を適切に行うための施設整備や一般市民への啓蒙活動などに重点を置いた施策をしていく必要がある．

　エダラボンについては，今度その臨床効果を適切に評価した複数のランダム化比較試験を元に再検証する必要がある．現時点でエダラボンを使用するか否かは意見の分かれるところであり，少なくとも盲目的に全症例に使用するのではなく，それぞれの患者において，リスク・ベネフィットを勘案して使用を検討する必要がある．

まとめ

　脳梗塞急性期におけるエダラボン療法のエビデンスを紹介した．脳梗塞急性期における役割はいまだ十分検証されたとは言えず，費用対効果を十分に考慮した初期治療を検討する必要がある．

文献

1) Otomo E et al. Effect of a novel free radical scavenger,edaravone(MCI-186),on acute brain infarction. Randomized,placebo-controlled, double-blind study at multicenters. Cerebrovasc Dis.2003;15(3):222-229.

2) 脳卒中治療ガイドライン2015. 協和企画 . p72-73,2015.

3) Jauch EC,Adams HP Jr,Bruno A,et al. Guidelines for the early management of patients with acute ischemic stroke:a guideline for healthcare professionals from the American Heart Association/American Stroke Association.Stroke.2013;44(3):870-947

4) Feng S,Yang Q,Liu M,et al.Edaravone for acute ischaemic stroke.Cochrane Database Syst Rev.2011 Dec 7;(12):CD007230

5) 連結子会社における新薬発売についてのお知らせ - 三菱化学 https://www.m-kagaku.co.jp/newsreleases/2001/pdf/20010523-1.pdf（参照 2015-09-04）

6) Jonathan E,Kennedy R,Patrick L,et al.Effect of treatment delay,age,and stroke severity on the effects of intravenous thrombolysis with alteplase for acute ischaemic stroke: a meta-analysis of individual patient data from randomized trials.Lancet Neurol.2013 Aug;12(8):768-776

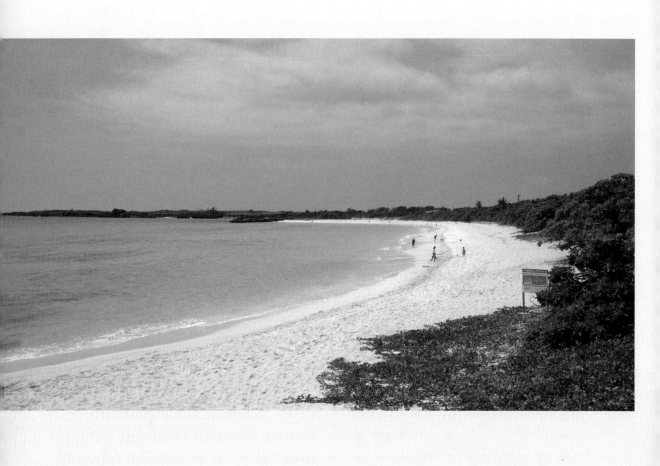

無価値なケア　Low-Value Care をやめよう

14. 急性呼吸窮迫症候群（ARDS）に対する シベレスタット・ナトリウム

Sivelestat sodium for Acute Respiratory Distress Syndrome（ARDS）

岩田健太郎　Kentaro Iwata

神戸大学大学院医学研究科感染治療学講座

[〒650-0017 神戸市中央区楠木町7丁目5－2]

Division of Infectious Diseases Therapeutics, Kobe University Graduate School of Medicine.

E-Mail : kiwata@med.kobe-u.ac.jp

Highlight

Sivelestat is a neutrophil elastase inhibitor, which is approved in Japan for the treatment of acute lung injury (ALI) accompanied by systemic inflammatory response syndrome. This is widely used for the treatment of acute respiratory distress syndrome, or ARDS, a more severe form of ALI. However, evidence of sivelestat improving patients' outcome is lacking, and a randomized controlled trial even suggested a worse survival rate than in the control group. A recent meta-analysis demonstrated that sivelestat did not improve the mortality rate, and this was true even in subgroup analysis among Japanese subjects. Sivelestat is therefore not routinely recommended for the treatment of ALI/ARDS.

Recommendations 提言

* **ARDS 治療目的に，ルーチンでシベレスタット・ナトリウムを使うのは，止めましょう**
* **予防目的で使えるかも微妙**
* **大切なのは適切な診断と人工呼吸器設定**

CASE

　術後の人工呼吸器関連肺炎のために集中治療室（ICU）で治療されている患者．昇圧剤はどんどん下げられ，喀痰培養で同定された原因菌にはエンピリカルに投与された抗菌薬が著効，感受性判明後の狭域化（de-escalation）もうまくいった．喀痰の Gram 染色フォローでも菌はすでに消失しており，抗菌薬は効果を示していると考えられる．

　ところが，血液検査の炎症マーカーは下がりきらず，体温も解熱傾向ながら未だ微熱が続いている．呼吸器設定は変わらずで P/F ratio（吸気酸素濃度に対する動脈血中酸素分圧の比）も低いままだ．胸部レントゲン写真では両側びまん性に透過性の低下が認められる．ICU の集中治療後期研修医は肺炎後の ARDS と診断した．

　「こういうときはエラスポール（シベレスタット・ナトリウム）を使うって教わったな」と，朝の回診で使用を提案する．するとローテートしていた初期研修医の一人が，「先生，エラスポールは ARDS に効かないって読んだことがあるんですが」と発言．

Keywords

acute respiratory distress syndrome, sivelestat sodium

症例の解説とエビデンスおよび日本の現状

ARDS は内科, 外科を問わず重症患者でよく見られる合併症である.

ARDS の治療戦略には数多くの方法が提唱されてきたが, その多くは質の高いエビデンスを欠き, 本稿執筆時点で唯一質の高いエビデンスがあると考えられるのは一回換気量を減らす, PEEP (positive end-expiratory pressure) の調節といった人工呼吸器の設定のみである[2].

シベレスタット・ナトリウム (以下, シベレスタット) は好中球エラスターゼ阻害薬で, 日本で開発された. 好中球エラスターゼはタンパク分解酵素であり, 肺に集積した好中球が産生する. 好中球エラスターゼは肺内組織を分解し, 肺血管透過性を亢進させ, 急性肺障害を誘発する[3]. 動物実験ではこの酵素の阻害が急性肺障害の予防に寄与することが示された[4]. 日本での第三相試験の後[5], 本剤は全身性炎症反応症候群 (SIRS) を伴う急性肺障害 (acute lung injury, ALI) の治療目的で承認され, 広く日本の救急診療, 集中治療の現場で使われるようになった. ただし, この研究ではシベレスタットの肺機能改善は認められたが, 患者の生存率に差は見られ

なかった.

その後行われた海外での多国間ランダム化二重盲検試験で, シベレスタットは短期, および長期の生命予後を改善しないことが判明した. むしろ, 180 日後の生存率においては, 本剤投与群のほうが有意に生存率は低かった[6]. そのため, 本剤は日本以外の国ではほとんど使用されない. 日本と諸外国ではシベレスタットの扱いが大きく異なっているのである. しかし, 「日本人は特殊である」「外国の研究結果は日本人には当てはまらない」という理由でこの国内外の乖離は, 日本の中では正当化される向きもあった.

我々はこのような状況を鑑み, シベレスタットのALI/ARDS に対する治療効果を短期死亡率, 長期死亡率を一次アウトカムにメタ分析を行った[7]. その結果, シベレスタットは死亡率の改善には寄与せず, ただ短期的なP/F 比の改善にのみ寄与することが示された. また, 日本で行われた研究のみを対象としたサブグループ解析でもやはり同様の結果であった. 日本人だけ特殊でシベレスタットが効く, という結論は得られなかったのである.

その後, 日本の多施設で行われた傾向スコア分析 (Propensity score analysis) を加えた研究で180 日後の生存率がシベレスタット群で改善されたという研究結果が報告された[8]. 傾向スコアは無作為割付ができないときに両群の違いをスコア化し, これをマッチさせることで無作為割付研究と同様の効果を得ようというものである[9]. 一般に何かの介入を行っている患者のほうが介入のない患者よりも重症患者であることが多い. このバイアスを均すために傾向スコアは有用なのである[10]. しかし, 本研究ではシベレスタット群のほうが対照群よりも明らかに軽症患者であり, 前者は年齢がより高く, APACHE II

---

* Glossary
ARDS の定義

ARDS の定義については時代による変遷, 学会・識者による意見の相違が認められるが, (1) 急性発症の呼吸不全, (2) P/F 比の低下, (3) 胸部レントゲン写真での両側肺浸潤陰影, (4) 心不全や肺炎など他の疾患を除外して診断するのが一般的である[1].

スコアが高く，P/F比が低く，より多くの臓器障害を持っていた．傾向スコア分析としては奇異な患者背景である．本研究は患者個人を割り付けせず，シベレスタットを用いていた施設とそうでない施設との施設間での患者比較であったが，割付の段階でこれだけ不自然な患者層の差があり，かつその施設の違いは傾向スコアの変数に組み込まれていなかった[11]．にもかかわらず，日本集中治療学会の敗血症診療ガイドラインではこの論文が引用され，シベレスタット使用を正当視する根拠とし，「シベレスタットナトリウム：ALI/ARDSに対して考慮しても良い（2C）」と控えめながらも本剤の使用を許容している[12]．この推奨度2というのは「弱い推奨」という意味で，Cというのは「弱いエビデンスのあるもの　レベルBの研究しかないもの」とある．レベルBの研究とは「質の低いRCTまたは質の高い観察研究，コホート研究のこと」である．しかしながら，すでに質の高いRCTを根拠に諸外国がシベレスタットを否定している以上，この推奨度の記載には齟齬がある．本ガイドラインの作成委員がエラスポール® 製造販売会社との利益相反がある点も問題である．ちなみにこのガイドラインには我々のメタ分析は引用されていない．肯定的な評価をするにせよ，否定的に評価するにせよ，当該分野のメタ分析が引用すらされていない診療ガイドラインは極めて異例である．

なお，シベレスタットはARDS予防のために術後などに使われることがあるが，このような使用を吟味した研究は小規模で臨床的に重大なアウトカムを示したとは言いがたい[13-15]．このような使用の保険適応もない．

シベレスタットの薬価は100mgで5,590円である[3]．1日量は4.8mg/kgであるから，体重60kgの人物では1日あたり1万6千円以上のコストということになる[16]．このようなコストを正当化するような臨床データがない現状で，シベレスタットのALI/ARDSに対するルーチンの使用は正当化されないのである．

まとめ

シベレスタットがALI/ARDSに効果があるというエビデンスは弱く，むしろ死亡率を高めるリスクすらある．現段階ではルーチンで用いることは許容されない．日本の学会ガイドラインの文献吟味にも問題点がある．

文献

1) 川前金幸. 基本的概念と歴史的経緯. 志馬伸朗（編）ARDS の治療戦略. 羊土社. 2013.p12-16

2) Ventilation with Lower Tidal Volumes as Compared with Traditional Tidal Volumes for Acute Lung Injury and the Acute Respiratory Distress Syndrome. New England Journal of Medicine. 2000 Winter;342(18):1301–8.

3) 小野薬品工業株式会社. 注射用エラスポール®100 添付文書 2015 年 4 月改定（第 1 1 版）(http://database.japic. or.jp/pdf/newPINS/00048612.pdf　閲覧日 2015 年 6 月 1 7 日)

4) Hagio T et al. Elastase inhibition reduced death associated with acid aspiration-induced lung injury in hamsters. European Journal of Pharmacology. 2004 19;488(1–3):173–80.

5) 玉熊正悦. 好中球エラスターゼ阻害剤：ONON-5046・Na の全身性炎症反応症候群に伴う肺障害に対する有効性と安全性の検討—前期第 III 相二重盲検比較試験. 臨床医薬. 14(2):289-318, 1998.

6) Zeiher BG et al. Neutrophil elastase inhibition in acute lung injury: results of the STRIVE study. Crit Care Med. 2004 Aug;32(8):1695–702.

7) Iwata K et al. Effect of Neutrophil Elastase Inhibitor (Sivelestat Sodium) in the Treatment of Acute Lung Injury (ALI) and Acute Respiratory Distress Syndrome (ARDS): A Systematic Review and Meta-Analysis. Internal Medicine. 2010;49(22):2423–32.

8) Aikawa N et al. Reevaluation of the efficacy and safety of the neutrophil elastase inhibitor, Sivelestat, for the treatment of acute lung injury associated with systemic inflammatory response syndrome; a phase IV study. Pulmonary Pharmacology & Therapeutics. 2011;24(5):549–54.

9) Guo, S. Fraser M W. Propensity score analysis. Statistical methods and applications. SAGE Publications, Inc., California . 2010

10) Connors AF et al. The effectiveness of right heart catheterization in the initial care of critically ill patients. SUPPORT Investigators. JAMA. 1996 Sep 18;276(11):889–97.

11) Iwata K. The propensity score analysis on the efficacy of sivelestat. Pulm Pharmacol Ther. 2012 Dec

12) 日本集中治療学会 Sepsis Registry 委員会. 日本版敗血症診療ガイドライン. 2012 (http://www.jsicm.org/pdf/SepsisJapan2012.pdf 閲覧日 2015 年 6 月 17 日）

13) Nomura N et al. Sivelestat attenuates lung injury in surgery for congenital heart disease with pulmonary hypertension. Ann Thorac Surg. 2013 Dec;96(6):2184–91.

14) Kohira S et al. Effect of the neutrophil elastase inhibitor sivelestat on perioperative inflammatory response after pediatric heart surgery with cardiopulmonary bypass: a prospective randomized study. Artif Organs. 2013 Dec;37(12):1027–33.

15) Nagai Y et al. Preventive effect of sivelestat on postoperative respiratory disorders after thoracic esophagectomy. Surg Today. 2013 Apr;43(4):361–6.

16) 医薬品検索イーファーマ (http://www.e-pharma.jp/dirbook/contents/data/prt/3999422D1020.html　閲覧日 2015 年 6 月 1 7 日)

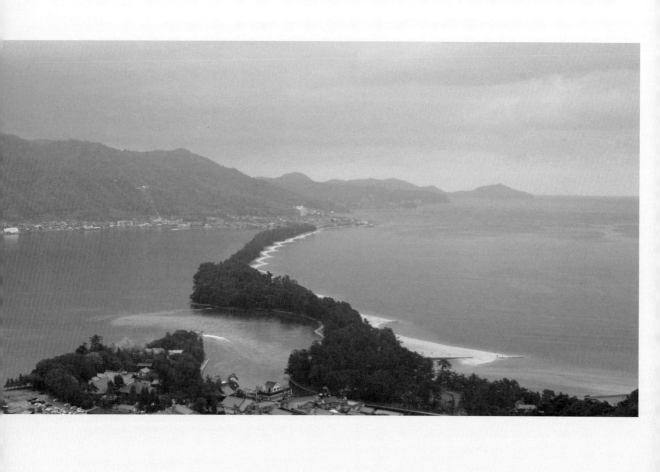

15.ARDS に対するステロイド療法

The routine use of corticosteroids for acute respiratory distress syndrome (ARDS)

岡田優基　Yuki Okada,MD

東京大学院医学研究科公共健康医学専攻

[〒 113-0033 東京都文京区本郷 7-3-1]

The University of Tokyo School of Public Health

E-Mail : neverdid.themoon.shinebrighter@gmail.com

Highlight

No recent study supports the routine use of corticosteroids for acute respiratory distress syndrome (ARDS). ARDS is a clinical syndrome of lung injury characterized by acute onset with hypoxemia in the setting of non-cardiogenic pulmonary edema involving bilateral radiographic opacities. It is believed to occur when a pulmonary or extra-pulmonary insult causes the release of inflammatory mediators, promoting inflammatory cells infiltration and an increase in pulmonary vascular permeability, leading to pulmonary edema, hyaline membrane formation, fibrosis, and loss of aerated tissue for air exchange.

Corticosteroids are known to have anti-inflammatory effects. Corticosteroids also inhibit fibroblast proliferation and decrease collagen deposit.

Many animal and clinical studies regarding the usefulness of corticosteroids for ARDS have been analyzed since the 1970s. Indeed, some of those implied effectiveness of corticosteroids on ARDS. In interpreting those results, however, we must note that ARDS is caused by various insults (heterogeneity). We must also note that different studies differ in their age or location. They also use different definitions of ARDS, or different doses and terms for corticosteroids with other treatments like mechanical ventilation strategy. Furthermore, most recent studies have shown insignificance or even harmfulness as to the effectiveness of corticosteroids on prevention of ARDS as well as on treatment of early and late ARDS. The effectiveness of corticosteroids on specific phases in ARDS of specific etiology still remains to be further studied.

Recommendations 提言

* **2015 年現在，ARDS に対するステロイドの慣例的使用は有害無益**
* **ARDS と診断して，そこで思考停止しない．ARDS は症候群であり，その原因は様々である**
* **今後，"質の高い" スタディによっては，ピンポイントで再注目される可能性は 0 ではない但し，2015 年現在，ステロイドはその程度のものに過ぎない**

CASE

精神遅滞のため施設入所中の 50 歳男性

4 日前から発熱，NSAIDs で経過を見られていたが発熱持続するため施設顧問医よりセフォチアム 1 g ＋アミノフィリン＋ヒドロコルチゾン 100 mg の点滴を 1 日 2 回施行された．その後も症状が続く為，翌日ゲンタマイシン 80 mg，スルバクタム・セフォペラゾン 2 g，レボフロキサシン点滴を施行された．同日晩，コーヒー様残渣多量吐血あり，3 次救急施設に搬送された．そこで，肺炎＋ARDS（急性呼吸促迫症候群）＋急性胃粘膜病変の診断となった．

Keywords

ARDS, AEEC 定義 , Berlin 定義 , 異質性（heterogeneity）, ステロイド

・・

症例の解説とエビデンス

まずは ARDS（急性呼吸促迫症候群，以下 ARDS と表記）とは何であったかを振り返ってみたい．最も広く知られているのは北米と欧州各国で構成されたコンセンサス委員会によって 1994 年に作成された AECC 定義（**Box 1**）であろう．もちろん，ここの読者は 2011 年に発表された Berlin 定義 （**Box 2**）のこともご存じであろうと推察する．

Box 1　AECC (American-European Consensus Conference) 定義 [1]

	ALI	ARDS
発症	急性	急性
酸素化	P/F= 201-300	P/F ≦ 200
胸部X線写真	両側浸潤影	両側浸潤影
肺動脈楔入圧	18 mmHg 以下or 左房圧上昇所見なし	18 mmHg 以下or 左房圧上昇所見なし

※ALI: Acute Lung Injury, ARDS: Acute Respiratory Distress Syndrome, P/F: PaO2/FIO2

Box 2　Berlin 定義 [2]

発症	何らかの侵襲or 新たな（新たに悪化した）呼吸器症状から1週間以内
酸素化	P/F ≦ 300（P/F ≦100：重症, P/F ＝101-200：中等症, P/F ＝201-300：軽症）
胸部X線写真	胸水, 無気肺or 小結節影のみでは説明できない両側浸潤影
肺水腫の原因	心不全や輸液過剰では説明できない肺水腫

敢えてAECC定義から振り返ったのは, Berlin定義はあくまでもAECC定義の修正版であり, ARDSの概念を新たに見直したものではない, という背景があるからである.

ARDSの病態生理としては現在,「何らかの肺への侵襲（直接的・間接的）による炎症性メディエーターにより肺内毛細血管系へ動員された好中球などの炎症性細胞が血管内皮・肺胞上皮を障害することによって起こる」と考えられている[3,4].

ここでのポイントは, ARDSというものが単一疾患ではなく, 何らかの肺への侵襲により肺に生じた病的な反応のうち病理学的に似通ったものの集合体（つまりは, 症候群）に過ぎない, ということである. 例えば, 肺炎によるARDS・敗血症によるARDS・肺挫傷や誤嚥によるARDS…, といった具合に, ARDSには必ず何らかの原因（侵襲）が存在する. マクロ（CT所見など）では浸潤影やすりガラス影を呈する. ミクロでは（病理学的には）, ARDSは下記のような経緯をとり, およ

そ三期に分けられるとされている.

滲出期→増殖期→線維化期

浸出期：血管透過性亢進による炎症細胞浸潤

増殖期：線維芽細胞・Ⅱ型肺胞上皮細胞の増殖

線維化期：膠原線維の沈着による線維化

一方, グルココルチコイドには, 核内レセプターに結合後NF-κBなどを介し炎症性サイトカインの転写を制御する作用や, 線維芽細胞の増殖・膠原線維の沈着を抑制する作用があることが知られている.

ステロイドに期待されたのは, ARDS発症の予防・発症早期の治療効果・発症後期の治療効果であった.

まずもって結論を申し上げると, 現時点でARDSへステロイドを投与することに明らかなベネフィットはほぼない, と言ってよいだろう. ARDSに対するステロイド投与は1970年代に研究され始め, その歴史的経緯は今まで幾度となく様々な場所で振り

返られている. 最近で言えばCL Hough の報告に詳しい[4].

ARDS 予防目的, ARDS 治療目的, 何れも多くの報告がなされてきた. Peter JV らやRuan SY らによるシステマティックレビューなどに代表される近年のスタディの多くはアウトカム (生存率やICU 滞在期間, 人工呼吸離脱時期, など) に有意差がない, もしくは有害という結果を示している[5]. 殊に, インフルエンザウイルス感染症時のARDS に限れば, 死亡率の相対リスクは2.45 であった[6].

但し, ARDS に対するステロイド療法を検討したスタディの解釈においてはいくつか注意点がある. 既述のように, ARDS は症候群であるが, スタディにより (例えば, 年代により) ARDS の定義が異なっている. 一つの問題点は, この "異質性" を孕んだ対象へ投与されるステロイドの時期も用量もバラバラであったことである. 加えて, 現在ではARDS に対して肺保護換気戦略が使用されるが, これらが普及したのは21 世紀に入ってのことである.(なお, この肺保護換気戦略でさえ,『あくまでも肺をこれ以上悪くしない』戦略にすぎない, ここではこれ以上は言及しないが)すなわち, これらのLimitations を完全に克服できたスタディはごくわずか, というのが現状と考えられる.

冒頭のケースに戻る. トピックではないため, ステロイド以外の前医の処方には触れない. 搬送先の3 次救急施設では, 入院時, P/F 比 :78, 両側背側に上肺から下肺に至るまで広範で左右対称な浸潤影を認め, 重症ARDS の診断がなされた. 入院後, 抗菌薬投与と腹臥位人工呼吸管理が開始となった. その後, 気管支鏡からの喀痰培養により *Klebsiella pneumoniae* (ESBL) が検出された. 始まりは細菌による両側肺炎で, その後の重症肺炎と大量吐血時の誤嚥, 両侵襲によるARDS と考えられた.

日本の現状

日本でも, 2000 年代頃までARDS 急性期に対するステロイド療法 (例えば, メチルプレドニゾロン 1g/ 日を3 日間) が "慣例" として用いられていた[7].

2005 年には日本呼吸器学会よりALI/ARDS 診療のためのガイドラインが発表され, その5 年後に第2 版が発表された. その中で, 同学会はステロイド投与について, ARDS 急性期での大量ステロイド療法は非推奨, 少量ステロイド療法については使用を否定しなかった[8]. また, 第1 版で効果の可能性について言及されていたARDS 後期での使用は第2 版では非推奨とされた.

なお, その日本呼吸器学会では2014 年秋よりARDS の診療実態に関する調査が行われている.

必要な施策

- ARDS とは単一疾患ではなく, 何らかの肺への侵襲に起こった肺の病的な反応のうち, 病理学的に似通ったものの集合体に過ぎない. ARDS と診断 (ARDS の基準を満たしたものを発見) してそこで思考停止してはならない.「何らかの肺への侵襲」, すなわち必ず原因がある.

- 現時点ではARDS に対するステロイド療法に原則, ベネフィットはない. 少なくとも, "慣例的に用いられていたARDS に対するステロイド療法" は2015 年現在, 完全に否定的であることを知る.

- 将来的には, 特定の型のARDS のある相 (恐らくは線維化期) には何らかのエビデンスが認められるかもしれない. 裏返せば, 現時点ではステロイドはその程度の代物に過ぎず, それを実施するにも上記2 項目を熟知しておかなければならない.

例えば, 先に挙げたRuan SY らのメタアナリシ

スの他のサブ解析では, 術後のARDSに関しては
ステロイドが有用である可能性が示されている. 但
し, それを支持するスタディは1つである. 将来的
に, "ある型のARDS"(ある特定に原疾患や特定
の侵襲を原因とするARDS)の "ある時期" におい
てはステロイドの有益性が示されることがあるか
もしれない. しかし, そのためにはARDSの定義・
etiology, 達成すべきアウトカム (厳密に言えば,
ARDSのアウトカムの究極のゴールは"社会復帰"

であり, "ただの人工呼吸器離脱の可否を考慮しな
い中長期の生存" ではないだろう) が熟慮されたデ
ザインのスタディが実施される必要があると考えら
れる.

まとめ

2015年現在, ARDSに対するステロイドの慣例
的投与は有害無益.

文献

1) Bernard GR, et al. Report of the American-European Consensus conference on acute respiratory distress syndrome: definitions, mechanisms, relevant outcomes, and clinical trial coordination. Consensus Committee. J Crit Care. 1994; 9(1):72-81.

2) Ferguson ND, et al. The Berlin definition of ARDS: an expanded rationale, justification, and supplementary material. Intensive Care Med. 2012 ;38(10):1573-82.

3) Saguil A, and Fargo M. Acute respiratory distress syndrome: diagnosis and management. Am Fam Physician. 2012;85(4):352-8.

4) Hough CL. Steroids for acute respiratory distress syndrome? Clin Chest Med. 2014;35(4):781-95.

5) Peter JV, et al. Corticosteroids in the prevention and treatment of acute respiratory distress syndrome (ARDS) in adults: meta-analysis. BMJ. 2008;336(7651):1006-9.

6) Ruan SY, et al. Exploring the heterogeneity of effects of corticosteroids on acute respiratory distress syndrome: a systematic review and meta-analysis. Crit Care. 2014;18(2):R63.

7) 厚生労働省 . 急性肺損傷・急性呼吸窮迫症候群 (急性呼吸促迫症候群) (成人型呼吸窮迫症候群 (成人型呼吸促迫症候群)). 重篤副作用疾患別対応マニュアル , 2006.

8) 日本呼吸器学会 . ALI/ARDS診療のためのガイドライン第2版 . 株式会社学研メディカル秀潤社 , 2010.

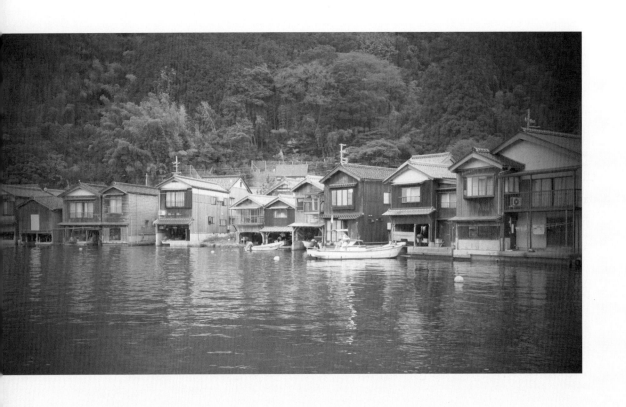

16. 高齢者の不眠における ベンゾジアゼピン系薬剤長期投与 の問題点

The problems with the use of benzodiazepines in elderly patients with insomnia

関口健二　Kenji Sekiguchi
信州大学医学部附属病院　総合診療科 [〒 390-8621 長野県松本市旭 3-1-1]/
市立大町総合病院　総合診療科 [〒 398-0002　長野県大町市大町 3130]
Shinshu University Hospital / Omachi Municipal Hospital
E-Mail : kenjisek@shinshu-u.ac.jp

Highlight

Benzodiazepines are commonly prescribed to elderly people for insomnia despite their adverse effects and there is a particularly high prevalence of long-term use in Japan. Long-term use of benzodiazepines may have adverse psychological and physical effects, as these drugs are prone to cause tolerance, physical dependence and withdrawal syndrome. In this article, the literature on the extent of benzodiazepine use and the risk of adverse effects among elderly patients is reviewed. (This article reviews the literature on the extent of benzodiazepine use and the risk of adverse effects among elderly patients.) The literature review revealed that the use of benzodiazepines for chronic insomnia in elderly people is associated with a high risk of adverse effects despite a lack of efficacy. Based on these data, a better approach to both diagnose and provide proper treatment for insomnia is proposed. A thorough evaluation to uncover coexisting medical or psychiatric conditions is warranted as an initial step.Patient management should begin with non-pharmacologic therapy addressing sleep hygiene and day-time exercise. Benzodiazepines should be recognized as a second-line drug for insomnia and the medicines with better safety profiles, which include non-benzodiazepines and sedative anti-depressants, should be seen as better first-line choices. Finally, for those who have taken benzodiazepines long-term (for a long time), patient-empowerment strategies are helpful to reduce and eventually stop benzodiazepine use.

Recommendations 提言

* ベンゾジアゼピン系を処方する前に，原因疾患の鑑別，原因疾患への介入，非薬物療法，を行ったかどうか自問しよう
* ベンゾジアゼピン系を処方する前に，非ベンゾジアゼピン系の選択肢を考えよう
* ベンゾジアゼピン系長期投与された患者には，患者のエンパワーメントを引き出して，断薬にトライしてみよう

CASE

　筆者が米国での老年内科研修を終えて，着任した市中病院で筆者と入れ替わりであった前任医師の外来を引き継ぐことになった．その外来では多くの高齢者がフォローアップされており，その多くにベンゾジアゼピン系（以下 BZD）が長期処方されていた．筆者はラポールが形成された患者さん A に，慎重に，十分な協議のもと，減量および休薬をすすめ，エチゾラム 1mg→ 0.5mg → 0.25mg と減量のうえ，休薬に成功した（と思っていた）．数か月後，ある医師より「先生，先生の患者さん A 来ましたよ，前飲んでた眠剤欲しいって．先生には言い出しづらいんですって．」結局患者さん A には同様に処方を継続し，それから 1 年間，特に問題は生じていない．

Keywords

ベンゾジアゼピン（benzodiazepines），不眠（insomnia），patient empowerment（エンパワーメント）

症例の解説と日本の現状

　高齢者に不眠はつきもの．事実，高齢になるにつれて不眠症の有病割合は高くなり，60歳以上の高齢者では約3割が睡眠障害を有するとされている．本稿ではBZDについて扱うが，睡眠障害の原因は多岐にわたり，いわゆる不眠症の他に，睡眠時無呼吸症候群，むずむず脚症候群，服用薬剤の副作用，併存疾患（心疾患，慢性肺疾患，糖尿病，関節痛など）の増悪などが誘因となってないかをまず評価する必要があることを強調しておきたい．しかしながら，時間に厳しい制限がある日本の外来では，つい安易に「眠剤」としてBZDを処方してしまっている現状がある．他国と比較しても，処方件数は実に米国の6倍，英国の10倍との報告もあり，日本における安易な処方の現状がうかがえる．本ケースは，既に長期間BZD処方されていた患者さんがその断薬に成功したかに思えたが，結局内服継続となり，そしてその後も特に何も問題が起きていない，というケースである．このケースに内在する問題として[1]，BZDは一度内服が長期化すると，断薬することが難しいという点[2]，個別ケースで特に短期間の観察期間では，その副作用は見え難く，問題と認識され難いという点である．日々高齢者診療にあたる我々は，現存するエビデンスを知り，それらを踏まえて長期的視野に立ったケアを心がける必要がある．

エビデンス

1）高齢者の不眠に対するBZDの効果はどの程度か？

　2005年のBMJに60歳以上の不眠症患者に対してBZDまたはベンゾジアゼピン受容体アゴニスト（ゾルピデムなど）を服用した群とプラセボ群でのメタ分析において，BZD服用群は有意な睡眠の質の改善（効用量0.14，95％CI 0.05-0.23）と総睡眠時間延長（平均25分，95％CI 12.8-37.8），夜間覚醒回数の減少（平均0.63回，95％CI 0.48-0.77）を認めた．しかし，いずれもその効果はわずかであり，認知機能への影響（OR=4.8），ふらつきやバランス障害（OR=2.3），倦怠感（OR=3.8）などの副作用は顕著であった．何らかの副作用を生じる危険は，NNH＝6と極めて高い．このメタ分析で扱われたRCTでの最長治療期間は数週間に過ぎず，長期的な効果を検討した研究は存在しない．つまり，高齢者に対する長期的な有効性を示すエビデンス不在の中で，臨床の現場では処方が続けられているのである．

2）BZDの長期使用による副作用は何か？

　様々な副作用が報告されているが，インパクトの大きい以下の2点について，文献も含めて検討する．

2-1：認知症との関連について－新規にBZD内服を開始した認知症を有さない高齢者群とBZD非服用群で15年間追跡したコホート研究 ）（2012年BMJ）では，BZDの新規服用と認知症発症率との関連（調整HR：1.62　95％CI 1.08-2.43）が示唆された．また，2014年のBMJからは，アルツハイマー病と診断された症例群をその対象群と6年間追跡比較したケース・コントロール研究 ）において，BZD服用とアルツハイマー病発症との関連（調整OR：1.51 95％CI 1.36-1.69），さらに容量依存性にその関与が高まること，長時間作用薬でより高い関連があることが示唆された．

2-2：転倒・骨折との関連について－　BZDと転倒，特に大腿骨頚部骨折との関与を示し

た研究は複数ある. BZD を含む様々な向精神薬と転倒との関連を調べた22の研究のメタ分析（2009年））では, BZD の服用による転倒リスクはOR: 1.57 95%CI 1.43-1.72 と抗精神病薬や抗うつ薬と同等のリスクであることが示された. 2010年に報告されたケース・コントロール研究）では, 65歳以上の大腿骨頚部骨折で入院した患者17198人とその対照群85990人を比較検討し, BZD 服用がリスクとなっていること（調整RR :2.05　95%CI 1.52-2.77）を示した. 更に, 新規処方14日以内でよりリスクは高いものの, 長期間服用によってもリスクは有意差を維持することを示した.

上記の他, 入院リスク, 肺炎リスク, 誤嚥性肺炎リスクとの関連を示す報告も複数ある.

3) BZD の安易な処方をやめさせるために必要な施策提案

以上の現存するエビデンスからは, 不眠に対して積極的にBZD を使用する根拠は見当たらない. 不安症や認知症のBPSD など, 適応を吟味して使用すれば, BZD は有用な薬剤であることに疑いはないが, 問題は, 「不眠」に対してあまりにも安易に処方されていることで, 長期（4週間以上）使用されることで身体依存や精神依存を形成したり, 耐性を形成し用量増加につながっていく. 施策提案にあたっては, BZD を安易に処方しないことに尽きる. 一度形成されたBZD 依存からの離脱は非常に困難なためである. BZD の安易な処方をやめるために, 以下を提案したい.

① 正しいBZDへの知識を持つこと

上記リスク・ベネフィットに加え, それぞれのBZD の薬理的特徴を知る. 短時間作用型である程, 高力価である程, 依存や離脱を来しやすい.

一方で, 長時間作用型である程, 高齢者は作用が遷延しやすく, 転倒などの副作用を来しやすい.

② 「不眠」への正しいアプローチを知る

まず原因となっている器質的疾患を鑑別し, 治療介入では, まず非薬物療法（環境整備, 日中の活動, アルコール・カフェインなど）を試し, その後に薬物療法を考慮する. 薬物療法では, BZD はsecond line と捉え, ベンゾジアゼピン受容体アゴニスト, メラトニン受容体アゴニスト,（不安や抑うつを認める時は）催眠鎮静系抗うつ薬（トラゾドン, ミルタザピンなど）を患者に応じて考慮する. 薬物療法は「できるだけ少量, できるだけ短期間」を意識する）.

③ 既にBZD 長期投与されている患者に対しては, 3-4週間毎に10-25% ずつ減量していくことが推奨されているが, うまくいかないことも多い. ポイントはpatient empowerment* を引き出す（患者の自律的判断を促しサポートする）ことにある.

---

* Glossary
patient empowerment
（患者の自律的判断を促しサポートする）

リスク・ベネフィットの十分な情報提供と副作用への診療者の懸念を共有した後に, 上記減量方法と離脱症状を記載した説明書を手渡しし, 後は患者の意思に任せることで1年後に約半数の患者で断薬に至ったとの報告）があり, ぜひ参考にしたい.

まとめ

以上, 高齢者へのBZD長期使用に対するリスク・ベネフィット, 「不眠」への正しいアプローチ, 効果的なBZD断薬方法について述べた. BZDへの正しい知識を持って, 患者の長期的ベネフィットに立った正しい使用を心がけたい.

文献

1) Bernard GR, et al. Report of the American-European Consensus conference on acute respiratory distress syndrome: definitions, mechanisms, relevant outcomes, and clinical trial coordination. Consensus Committee. J Crit Care. 1994; 9(1):72-81.

2) Ferguson ND, et al. The Berlin definition of ARDS: an expanded rationale, justification, and supplementary material. Intensive Care Med. 2012 ;38(10):1573-82.

3) Saguil A, and Fargo M. Acute respiratory distress syndrome: diagnosis and management. Am Fam Physician. 2012;85(4):352-8.

4) Hough CL. Steroids for acute respiratory distress syndrome? Clin Chest Med. 2014;35(4):781-95.

5) Peter JV, et al. Corticosteroids in the prevention and treatment of acute respiratory distress syndrome (ARDS) in adults: meta-analysis. BMJ. 2008;336(7651):1006-9.

6) Ruan SY, et al. Exploring the heterogeneity of effects of corticosteroids on acute respiratory distress syndrome: a systematic review and meta-analysis. Crit Care. 2014;18(2):R63.

7) 厚生労働省. 急性肺損傷・急性呼吸窮迫症候群（急性呼吸促迫症候群）（成人型呼吸窮迫症候群（成人型呼吸促迫症候群）). 重篤副作用疾患別対応マニュアル, 2006.

8) 日本呼吸器学会. ALI/ARDS 診療のためのガイドライン第2版. 株式会社学研メディカル秀潤社, 101p, 2010.

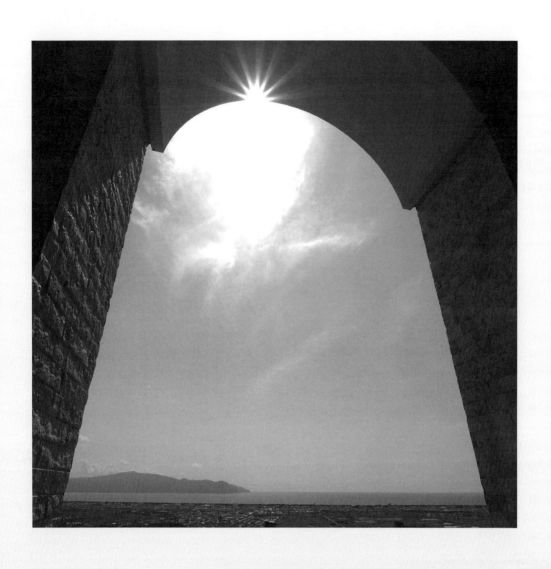

低価値なケア　Low-Value Care をやめよう

17. 高齢者の認知症周辺症状における向精神薬長期投与

Long-term prescription of psychotropic drugs to elderly patients with dementia

笹木　晋　Susumu Sasaki

藤田保健衛生大学病院 救急総合内科

[〒470-1192 愛知県豊明市沓掛町田楽ケ窪1−98]

Fujita Health University Hospital

E-Mail : susumusasakino@gmail.com

Highlight

Prescribing psychotropic drugs for elderly patients with dementia has a potential risk of various side effects and these may increase the mortality rate among patients. It is important to seek alternative solutions before prescribing any kind of psychotropic drug. When prescribing these medicines, one should always start with a small dose and special attention should be paid to the occurrence of any side effects.

Recommendations 提言

＊　認知症周辺症状を評価し，増悪因子となっているものを取り除く

＊　副作用の多い向精神薬より非薬物療法を優先する

＊　向精神薬を使う場合は少量から開始し，副作用に気をつけながら，漫然と使用しない

CASE

78歳　女性

　12年前に脳血管性認知症と診断され施設入所中であった．もともと自立歩行はできていたが，最近転倒することが多くなっていた．2日前より徐々に歩けなくなり，前日より歩行困難となったため救急搬送となった．

既往歴：67歳；脳血管性認知症，69歳；胆石症，逆流性食道炎，74歳；肺塞栓

内服薬：リスペリドン2mg 2T2×，ピパンペロン塩酸塩 50mg 2T 2×，ペルフェナジン 4mg 2T 2×，トリヘキシフェニジル2mg 2T 2×，ウルソデオキシコール酸100mg 3T 3×，ファモチジン 10mg 2T 2×，ワルファリン 6.5mg 1×，センノシド 12mg 2T 1×，大黄甘草湯 2.5g 3T3×，ピコスルファート，

　バイタルサインは安定していたが，来院時やや傾眠傾向であり，診察をしたところ右大腿部に血腫を認めた．採血を行うとPT-INRが8.4と著明に上昇しており，カリウムは2.8mEq/Lと低値であったため精査加療のために入院となった．

診断：右大腿部血腫＋低カリウム血症

入院後経過：血腫があるのでワルファリン拮抗目的にビタミンKを投与した．また傾眠傾向であったため，抗精神病薬であるリスペリドン，ピパンペロン塩酸塩，ペルフェナジンを徐々に減量し中止したところ意識レベルの改善がみられた．低カリウム血症は大黄甘草湯による偽性アルドステロン症で起こっていることが考えられ中止したところ，徐々にカリウムは上昇した．

抗精神病薬中止とともに抗精神病薬の副作用を抑えるために処方されていた抗コリン薬のトリヘキシフェニジルも中止したら便秘も解消され下剤が中止できた．

Keywords

向精神薬 (psychotropic drug)，副作用 (side effect)，非薬物療法 (nonpharmacological intervention)

症例の解説とエビデンス

病態として**Box 1**のようなことが起こっていたと考えられる．まず，脳血管性認知症の認知症周辺症状に対して抗精神病薬が処方され，その副作用である錐体外路症状に対して抗コリン薬が処方されていた．そして，抗コリン薬の影響で便秘が出現．便秘に対し漢方薬が処方され低カリウム血症を起こし，低カリウム血症による脱力と抗精神病薬により転倒を引き起こし大腿部血腫がおきたものと思われた．

このように薬の副作用を別の薬で治療することをprescribing cascade と呼び不適切な薬剤が増える原因となる[1]．最初の脳血管認知症の認知症周辺症状に対して向精神薬である抗精神病薬が処方され，そのことがきっかけとなり薬剤の種類が増え，様々な副作用を引き起こしたと考えられた．

本症例のように抗精神病薬は転倒のリスクを高めることが知られていて[2]錐体外路症状や鎮静，起立性低血圧などの副作用が原因と推測されている．ヨーロッパの専門家が適切に薬剤を使用するために作成したSTOPP criteria で，抗精神病薬はベンゾジアゼピン系薬剤や起立性低血圧患者に対する血管拡張薬，睡眠薬とともに転倒を起こしやすい薬剤としている[3]．特に90日以上の抗精神病薬の長期使用は30日以内の短期使用に比べて81%転倒のリスクを増やすことが報告されており[4]，転倒リスクの高い患者に抗精神病薬の長期使用を避けることが望ましい．

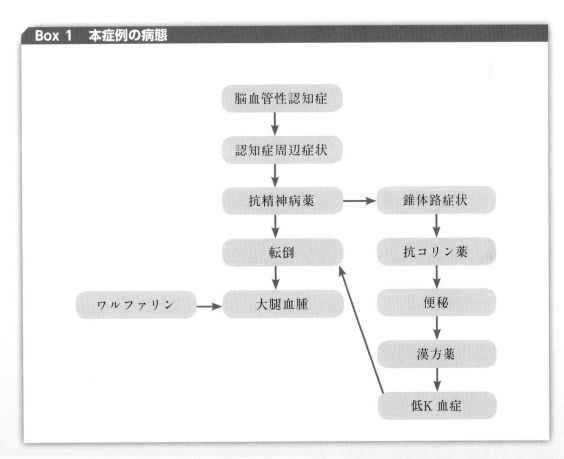

Box 1　本症例の病態

Box 2 精神症状の種類
抑うつ
無関心
攻撃性
興奮
妄想
幻覚
不安
睡眠障害

Box 3　抗精神病薬による死亡リスクの上昇	死亡リスク(%)	NNH
ハロペリドール	3.8	26
オランザピン	2.5	40
クエチアピン	2	50
リスペリドン	3.7	27

注：NNH（number needed to harm 有害必要数 何人治療したらそのうちの一人に有害事象で死亡するかをみた値)

日本の現状

　日本の認知症患者は2013年に厚生労働省研究班から報告された「都市部における認知症有病率と認知症の生活機能障害への対応」によると2012年で65歳以上の高齢者の認知症罹患率は15%とされ全国に462万人の認知症患者がいると推測されている. 今後高齢化が進むに従って認知症患者に接する機会は益々増えていくと予想される.

　認知症患者が増えるに従ってさらに大きな問題となってくると予想されるのは認知症に伴う精神症状である. 認知症が進行すると9割以上の患者に何らかの精神症状があらわれ[5], 精神症状の種類も**Box 2**[6]のように多彩である. このような精神症状は患者自身に身体的にも負担がかかる. 例えばアルツハイマー患者において幻覚や妄想があると将来の認知機能や生活機能の予後が悪いと報告されている[7]. また家族やコメディカルなど介護者にとっても体力的にも精神的にも大きな負担となっており, 現に認知症患者の精神病症状が介護スタッフの離職につながり, 医療費の増大につながっていることが指摘されている[8].

　認知症患者の精神症状を薬剤で解決できればよいが, 薬剤による効果はどれも限定的で副作用も多い. 認知症患者の興奮や攻撃性などの精神症状に対して, リスペリドンやオランザピン, クエチアピン, ハロペリドールはある程度効果的であるとされるが[9-11], 錐体外路症状や[12]認知機能の低下[13], QT延長[14]という副作用がある.

　また, 最近の65歳以上90,786人の認知症患者を対象とした報告でも新規に抗精神病薬を始めると180日間の死亡リスクが上昇することが示されている**(Box 3)**[15].

　抗精神病薬について述べたが, 他の向精神薬についても高齢者に対して処方する際, 副作用に気をつけなければならない. 厚生労働省から2013年7月発表された「かかりつけ医のためのBPSDに対応する向精神薬使用ガイドライン」で, 抗うつ薬は向精神薬のなかで最も転倒リスクが高いという報告があると記載され, 抗不安薬は過鎮静, 運動失調, 転倒, 認知機能の低下のリスクが高まるため原則使用すべきでない, 睡眠導入薬は昼夜逆転が生じやすいため非薬物的介入が優先されると, 向精神薬の使用に注意を促している.

　実際の日本での向精神薬の処方割合であるが, 認知症治療薬と同時処方される向精神薬の処方箋566,532件, 患者数45,437名を検討した研究によると[16]催眠薬・鎮静剤が19.7%,

低価値なケア Low-Value Care をやめよう

Box 4　アルツハイマー協会の推奨

- 普段している行動をする
- 怒らせるようなものを避ける
- 痛みや便秘など身体的問題の評価を行う
- 薬剤をよく吟味する（特に新規薬剤）
- 行動をともにする
- もし考えが間違っていたとしても尊重し反対しない
- 視線を合わせ，同じ高さで
- いつもの調子でゆっくり大きな声で話しをする．単語は理解できないかもしれないが，声の調子から反応するかもしれない
- 指をさしたり，口やかましくいったり，おびえさしたりしない
- 楽しい活動に参加したり，好きな食べ物を提供する
- もし自分自身が問題の原因となりそうだったら，少しの間，部屋の外に出る
- 混乱させるようなものを確認する．相手に助けたい，愛していることを知らせて安心させる
- 動揺したり攻撃するような反応を引き起こしそうなことを強いてはいけない

抗精神病薬が16.8％，抗不安剤が13.6％，抗うつ剤が10.7％併用されていた．認知症治療薬処方例のみの解析なので実際の認知症患者の数と一致しないが，向精神薬使用ガイドラインで原則使用するべきでないとされた抗不安剤など必要以上に処方されている可能性がある．

やめさせるための必要な施策提案

　向精神薬は副作用が多いので認知症患者の精神症状にはまず向精神薬を処方する以外の方法を模索することが望ましい．

　最初にやるべきことは精神症状を評価し，増悪させているものがあれば取り除くことである．例えば疼痛は興奮の増悪因子となる．352人の認知症患者での研究では，段階的に鎮痛を行った群で17％に興奮の改善を認めている[17]．また，入院患者では環境の変化が精神症状の悪化の原因となっていることがあるため，普段使っている眼鏡や補聴器を継続して使用し，家族との面会を増やすことが有用

である．その他にも時計やカレンダーを部屋に置き，入院患者の見当識をできるだけ保つようにする．薬剤も精神症状の増悪因子となる．薬剤が増えるほど認知機能の低下を起こすリスクが増えるため[18]，特に高齢者では本当に必要な薬のみ絞って処方しなければならない．

　精神症状を増悪させているものを取り除く以外にもできることはたくさんあり，アルツハイマー協会では認知症患者に対するアプローチとして**Box 4**のことを推奨していて認知症患者に対する接し方として参考になる[19]．

　社会的なサポートも必須で，介護保険を使用してなければ介護保険申請を促し，ケアマネージャーの導入を進める．また主治医として主治医意見書を作成しデイサービスやショートステイなど社会的サポートを整える．介護者である家族に対しても認知症家族会など家族同士の横のつながりを作ることで，精神的な負担を減らせるかもしれない．

　非薬物治療がうまくいかず，やむをえず向

精神薬を使用するときは症状を見ながら，本人や家族に説明のうえ，低用量から向精神薬を開始する．薬剤を継続したり増量したりするときは，転倒の頻度をチェックし意識レベルを把握し，錐体外路症状などの副作用を起こしていないか気をつける．原則向精神薬の多剤併用は避け，漫然と向精神薬を使い続けてはいけない．

まとめ

　高齢者認知症患者に向精神薬を使用すると様々な副作用がおこり，死亡率を上げる．向精神薬を使用する前に介入できることを模索し，向精神薬を使用する場合でも少量から開始し副作用に十分注意して使用する．

文献

1) 宮田靖志. ポリファーマシー：何が問題なのか？どうすればよいのか？ 治療. 2014;96(12):1676-1683.

2) Woolcott JC, Richardson KJ, Wiens MO,et al. Meta-analysis of the impact of 9 medication classes on falls in elderly persons. Arch Intern Med. 2009 23;169(21):1952-60

3) O'Mahony D, O'Sullivan D, Byrne S et al. STOPP/START criteria for potentially inappropriate prescribing in older people: version 2. Age Ageing. 2015 ;44(2):213-218.

4) Mehta S, Chen H, Johnson ML,et al. Risk of falls and fractures in older adults using antipsychotic agents: a propensity-matched retrospective cohort study. Drugs Aging. 2010; 27(10):815-829.

5) Ballard, C., Ayre, G. & Gray, A. Psychotic symptoms and behavioural disturbances in dementia: a review. Revue Neurologique. 1999 155, 44–52.

6) Lyketsos CG, Carrillo MC, Ryan JM,et al. Neuropsychiatric symptoms in Alzheimer's disease. Alzheimers Dement. 2011; 7(5):532-539.

7) Scarmeas N, Brandt J, Albert M, et al. Delusions and hallucinations are associated with worse outcome in Alzheimer disease. Arch Neurol. 2005 ;62(10):1601-8.

8) Ayalon L, Gum AM, Feliciano Let al. Effectiveness of nonpharmacological interventions for the management of neuropsychiatric symptoms in patients with dementia: a systematic review. Arch Intern Med. 2006;166 (20):2182-2188.

9) Schneider LS, Tariot PN, Dagerman KS et al. Effectiveness of atypical antipsychotic drugs in patients with Alzheimer's disease. N Engl J Med. 2006 ; 355(15):1525-38.

10) Ballard C, Waite J. The effectiveness of atypical antipsychotics for the treatment of aggression and psychosis in Alzheimer's disease. Cochrane Database Syst Rev. 2006 25;(1):CD003476.

11) Lonergan E, Luxenberg J, Colford J. Haloperidol for agitation in dementia. Cochrane Database Syst Rev. 2002;(2):CD002852.

12) Devanand DP, Sackeim HA, Brown RP et al. A pilot study of haloperidol treatment of psychosis and behavioral disturbance in Alzheimer's disease. Arch Neurol. 1989 ;46(8):854-857.

13) 13) Sink KM, Holden KF, Yaffe K. Pharmacological treatment of neuropsychiatric symptoms of dementia: a review of the evidence. JAMA. 2005 293(5):596-608.

14) Warnier MJ, Rutten FH, Souverein PC et al. Are ECG monitoring recommendations before prescription of QT-prolonging drugs applied in daily practice? The example of haloperidol. Pharmacoepidemiol Drug Saf. 2015;24(7):701-708.

15) Maust DT, Kim HM, Seyfried LS et al. Antipsychotics, other psychotropics, and the risk of death in patients with dementia: number needed to harm. JAMA Psychiatry. 2015; 72(5):438-445.

16) 村田純一, 武藤正樹, 池田俊也. 処方箋データベースを利用した認知症患者に対する向精神薬等の利用実態の調査 薬剤疫学.

2014;19(2): 81-89

17) Corbett A, Husebo B, Malcangio M et al. Assessment and treatment of pain in people with dementia. Nat Rev Neurol. 2012; 8(5):264-274.

18) Larson EB, Kukull WA, Buchner D et al. Adverse drug reactions associated with global cognitive impairment in elderly persons. Ann Intern Med. 1987 Aug;107(2):169-173.

19) Alzheimer'sAssociationPositionStatementonTreatmentofBPSD. http://www.alz.org/documents_custom/statements/challenging_behaviors.pdf (参照 2015-8-24)

18. 解熱目的の NSAIDs 使用

The use of NSAIDs
for the alleviation of fever

仲里信彦　Nobuhiko Nakazato

沖縄県立南部医療センター・こども医療センター

[〒 901-1193　沖縄県島尻郡南風原町字新川 118-1]

Okinawa Prefectural Nanbu Medical Center & Childrens Medical Center

E-Mail : nobnakazato@me.au-hikari.ne.jp

Highlight

In the setting of self-limited infection, we do not always need to use antipyretic agents for patients presenting with fever with the sole aim of reducing their body temperature. In fact, sometimes, withholding antipyretic therapy can be helpful in the treatment of viral infections such as the common cold. This is because fever facilitates recovery from viral infection and acts as an adjuvant to the immune system, producing pyogenic cytokines. However, we should carefully consider using antipyretic agents in patients with fever who seem distressed and who have cardiovascular or respiratory disease or any other severe condition, as the use of antipyretics is not contraindicated in these situations. Furthermore, reducing the fever reduces the other symptoms of infection. Although non-steroidal anti-inflammatory drugs (NSAIDs) are excellent agents for reducing fevers, the risks of adverse effects of NSAIDs are conspicuous, particularly for children and older individuals, and NSAIDs are associated with risks of serious injury to the gastrointestinal tract, cardiovascular system, and renal function. Hence, when treatment of fever is needed, it is important to identify the focus of infection and the presence and features of any serious conditions. NSAIDs should not be the first choice for reducing fever. Instead, if antipyretic agents for reducing the symptoms associated with fever are needed, consider using acetaminophen.

低価値なケア Low-Value Care をやめよう

Recommendations 提言

* 解熱剤の使用は，疾患の病態や患者の状況によって考慮すべきである
* 解熱剤としての NSAIDs 使用は副作用によるデメリットが多く，特に高齢患者においては
リスクが高い
* 解熱剤が必要な場合は，アセトアミノフェンを使用する方が副作用も少ない

CASE

79歳　女性

　患者は 79 歳女性，来院の前日から発熱と右腰痛が出現した．自宅で食事も水分もと
れない状態で動けない状況であるところを息子に発見され，当院へ搬送となった．右腎
盂腎炎に伴う発熱と右腰痛と診断され，抗菌薬と補液が開始となった．来院時の血圧は
110/60mmHg，心拍数は 110/ 分，呼吸数は 24/ 分，体温は 39℃．発熱と腰痛に
対して初療医はジクロフェナク坐剤 50mg の挿肛を指示した．その 40 分後に看護師
が患者の経過観察に訪室したところ意識レベルの低下と血圧低下を認めた．いわゆる"ボ
ルタレン®ショック"やアナフィラキシーも考え集中治療が行われた．さらに普段より
膝痛に対して NSAIDs が近医から処方されており，消化管出血の合併も認められた．

Keywords

解熱剤，NSAIDs（非ステロイド性抗炎症薬），アセトアミノフェン，高齢者

はじめに

　発熱へ対応を求められる状況は，医師ならどの専攻科だろうがよく遭遇し，救急診療や病棟での患者診療において頻度の多いシチュエーションである．発熱への対応は実際には発熱の原因を考え病態に則した対応が望まれるが，ややもすれば発熱時には解熱剤のルーチン指示が行われている現状も多いのではないだろうか．加えて解熱目的の非ステロイド性抗炎症薬（NSAIDs）の使用に関しては，炎症性疾患に対する解熱・鎮痛作用の切れ味やその効果に対する患者側の要求もあり比較的安易に投与される状況を目にすることがある．しかし，最近では小児科領域においてはウイルス性疾患への解熱目的のNSAIDs の原則使用禁忌となっており，成人診療でもNSAIDs の副作用やその合併症のため安易な使用に対して注意が喚起されている．

解熱剤を使用する状況

多くの自然に治癒するウイルス感染症による発熱に対しては，本来なら解熱剤の使用は必要でないと考えられている．しかし，発熱や痛みは患者にとって身体的，精神的にも負担のかかる状況であり，特に高齢者や基礎疾患のある患者では発熱の持続により全身の酸素需要が増え，循環器系や呼吸器系の負担が大きくなる．そのような患者では，発熱により全身状態が不良になるという悪循環に陥ることを経験する．その様な状況での解熱剤の使用は患者の身体的ストレスを一時的に軽減することが可能である．また，それにより直接ケアする患者家族の心理的負担や，医療従事者のケア負担を一時的に軽減することにもなり得る．ところで自然治癒するウイルス感染症や一般的な細菌感染症において，発熱は免疫に有利に働く作用が言われているが，一方ではその解熱剤の使用が疾患の治癒過程の遅延にそれほど大きな影響を与えないともいわれており，その点でも患者の身体的な負担を一時的に取るという意味での解熱剤の使用は認められるであろう[1]．感染症以外の発熱の場合においてはクーリングを含めた積極的な非薬物的な解熱・鎮痛を試みられるべきであり，解熱剤の投与に関しても患者のバイタルサイン，脱水の有無を含めた全身状態を診ながら，積極的に行われて良いだろう[1]．

心停止後の中枢神経障害を有する集中治療という特殊な状況下の患者のケアにおいて，発熱を制御することが一般的に推奨されている[2]．また，FACE study(Fever and antipyretic in Critically ill Evaluation Study) の観察研究では非敗血症患者の39.5℃以上の発熱があると死亡率が増えるという報告がなされた．さらに敗血症患者ではNSAIDsやアセトアミノフェンでは使用に

よる解熱療法された37.4℃以下の群の方が37.5〜38.4℃群より死亡率が高かった[3]．非敗血症の集中治療患者において解熱を施行した方が良いと思われるが，敗血症などの重症感染症では必ずしも積極的解熱を行う必要はなく，患者の状態を把握しながら解熱を考慮することが大切である[3]．

解熱剤としてのNSAIDs使用

これまで述べたように，解熱剤の使用は必ずしも悪いということではなく，疾患や患者を選択し，バランス良く使用することが考慮されるべきである．しかし，解熱剤としてNSAIDsを使用する場合にはその副作用に注意を要する．NSAIDsはシクロオキシゲナーゼ（COX）を抑制することで解熱・鎮痛を示し，1980年代から1990年代前半までの本邦の医学雑誌においても"かぜ症候群の対症療法"と称してNSAIDsの使用によるかぜの諸症状の緩和が謳われている文献も散見されていた．また，経口剤のみならず坐剤，一部にピリン系NSAIDsのスルピリンは点滴での使用も可能であったため解熱・鎮痛に対して安易に使用されていた時代でもあった．しかし，次第に発熱が好中球の遊走能や貪食能の増強，インターフェロン産生の増強による抗ウイルス作用など免疫に有利に働くことが言われ[1]，さらに，NSAIDsの副作用にはCOX-1阻害で引き起こされる上部消化管障害（潰瘍，消化管出血，消化管穿孔），心血管系合併症（心不全の増悪，腎不全，高血圧），アスピリン喘息（特に酸性系NSAIDsに共通した副作用），血小板凝集抑制，特にNSAIDsの過量な使用は解熱・鎮痛作用よりもCOX-1抑制が増強され副作用が注目されだした **(Box 1：NSAIDsの副作用)** [4],[5]．その他に肝障害や症例提示したように高齢者の脱水患者

Box 1　NSAIDs の副作用

①	胃腸障害（潰瘍, 消化管出血, 消化管穿孔）
②	腎障害（腎不全の悪化, 腎炎, 浮腫）
③	呼吸器障害（アスピリン喘息, 肺水腫, 薬剤性肺炎）
④	循環器障害（高血圧, COX-2 阻害薬では心筋梗塞）
⑤	肝障害（薬剤性肝炎）
⑥	その他（造血障害, 血小板凝集阻害薬疹, アレルギー反応, 脱水時の使用による血圧低下, インフルエンザ感染時のライ症候群）

へのNSAIDs 投与では血圧低下を引き起こす可能性に関しても注意喚起されている[6]. そして現在では医薬品の再評価において, いわゆる "かぜ症候群" に対するNSAIDs の使用が制限されるようになった. 小児科領域では厚生労働省はNSAIDs 使用とライ症候群に因果関係があるとされ, 小児のウイルス性疾患(特にインフルエンザ) へのNSAIDs 使用は原則禁忌である.

アセトアミノフェンによる解熱

　アセトアミノフェンはCOX 阻害作用がなく(しかし, 中枢神経では酸化されCOX 阻害作用を持つとされる), NSAIDs 使用時に見られる胃腸障害, 心血管系合併症や抗血小板作用などの副作用が現れずに解熱作用をもたらすことが可能である. 通常の解熱剤使用量では肝障害を引き起こす中毒量とはなりにくい. その薬学的機序は視床下部での発熱中枢を阻害とされ, さらに中枢でのプロスタグランジン合成と末梢での疼痛インパルスの発生を抑えることで疼痛を抑制する作用もある. 小児科の領域では解熱剤の第一選択として利用される[7]. 成人でも解熱剤としては利用されることが多くなっており, 高齢者にも上述した副作用の少なさから使用しやすく, 実際臨床の場での使用頻度は高い. しかし, アレルギー症状に関して頻度は少ないが見られない

わけではない. また, 脱水や全身状態不良のある発熱患者に投与する状況では, 急激に発汗を促し, 末梢血管抵抗を低下させることでNSAIDs 使用でも述べた血圧低下などのバイタルサイン変動を来す可能性はある[3),8)].

解熱目的の NSAIDs 使用を減らすための施策提案

　発熱に対応を考える場合, その発熱の原因の鑑別を考えて解熱剤投与する「メリット」と「デメリット」をよく考える. 解熱剤が使用可能な発熱に対して, 医療上の必要性から解熱剤を使用する場合はNSAIDs よりもまずアセトアミノフェンを選択する方が良いだろう. NSAIDs を選択した際には, その特有な副作用に関して十分に注意し, 不運にもそれが起こった場合には対応に遅れがないようにする.

まとめ

　新臨床研修システムが構築されて以来, 小児科や内科などを学ぶ機会が増えてきている. 研修医を指導する立場から見ると, 解熱剤の使用に関しても思慮深い研修医が増えているように感じる. これからも解熱剤としてのNSAIDs の使用だけではなく, 薬剤投与全般においてもその「メリット」と「デメリット」を忘れないようにしたい.

文献

1) Charles A. Dinarello, Reuven Porat. Chapter 16. Fever and Hyperthermia, Harrison's Principles of Internal Medicine, 18ed, McGraw-Hill Professional, 2011.

2) Hypothermia after Cardiac Arrest Study Group. Mild therapeutic hypothermia to improve the neurologic outcome after cardiac arrest. N Engl J Med. 2002; 346:549-556.

3) Lee BH, et al. Fever and Antipyretic in Critically ill patients Evaluation (FACE) Study Group.Association of body temperature and antipyretic treatments with mortality ofcritically ill patients with and without sepsis: multi-centered prospective observational study. Crit Care. 2012; 16,R33.

4) Day RO, et al. Non-steroidal anti-inflammatory drugs (NSAIDs). BMJ. 2013;11:346:f3195.

5) Coxib and traditional NSAID Trialists' (CNT) Collaboration, Bhala N, et al. Vascular and upper gastrointestinal effects of non-steroidal anti-inflammatory drugs:meta-analyses of individual participant data from randomised trials. Lancet.2013;382:769-779.

6) 水島靖明. NSAIDs の危険性　熱発している高齢者に NSAIDs 坐薬を挿入したらショック状態に！ ナーシング・トゥデイ. 2004;19(12):117-119.

7) Fields E, Chard J, Murphy MS, Richardson M. Guideline Development Group and Technical Team. Assessment and initial management of feverish illness in children younger than 5 years: summary of updated NICE guidance. BMJ.2013;346,f2866.

8) Hersch M, et al. Effect of intravenous propacetamol on blood pressure in febrile critically ill patients. Pharmacotherapy.2008;28: 1205-1210.

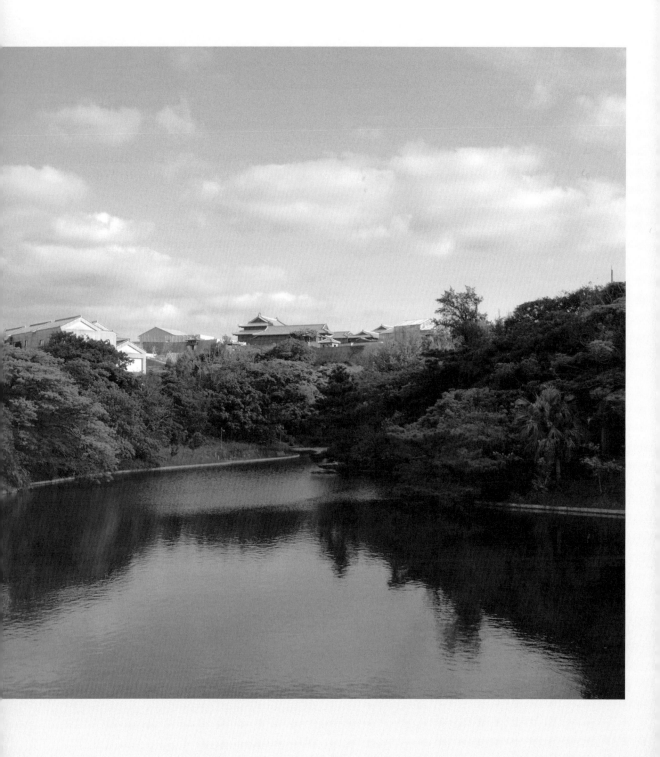

19. ジギタリス

Digitalis

篠原直哉　Naoya Shinohara

沖縄県立南部医療センター・こども医療センター

[〒901-1193　沖縄県島尻郡南風原町字新川 118-1]

Okinawa Prefectural Nanbu Medical Center & Childrens Medical Center

E-Mail : naoya98043@gmail.com

Highlight

Digitalis is an old drug which has been used fairly commonly in the past. Previously, it was a central presence for heart failure treatment. However the frequency of use has been reduced due to evidence, accumulated in the 1980s, of better efficacy of ACE inhibitors and β- blockers. However, since it has a long history, it has become a drug that is very familiar to many doctors and there have been not a few cases where chronic prescription has occurred.

Effective blood concentration of digoxin is 0.5-1.5ng / ml, the therapeutic range is narrow. Sometimes side effects develop even with blood concentration levels within the therapeutic range. In particular, the elderly are more likely to experience poisoning symptoms.

To prevent this problem we must maintain clear guidelines to improve the care system.

Recommendations 提言

* ＊　ジギタリスは治療安全域の狭い薬剤である
* ＊　ジギタリスは血中濃度を測定することなしに漫然と処方してはならない

低価値なケア Low-Value Care をやめよう

CASE

独居の76歳女性

　食欲不振と嘔吐を主訴に受診．便秘や下痢症状はなかった．血圧120/60mmHg, 心拍数60/分(不整), 呼吸数20/分, 体温36.2℃. 意識は清明で, 腹部は軟で圧痛はみられなかった．入院し, 腹部CTと上部消化管内視鏡を施行し特記所見を認めず, 入院し数日で嘔気は改善し食事摂取も良好になった．ちょうどその頃, 家族が自宅にあった内服薬を持参し確認したところジゴキシン錠0.25mgであった．処方元も病院に問い合わせ, 心房細動に対して3ヶ月前から処方されていることが判明した．入院時の検体でジギタリス血中濃度を測定したところ2.1ng/mlと高値でありジギタリス中毒による食欲不振と考えられた．

Keywords

ジギタリス, ハイリスク薬

症例の解説とエビデンス

　高齢者が食欲不振や嘔吐などといった非特異的な症状で受診することは多い．それが普段から常用している内服薬による副作用であることもときにみられる．ただし特に救急室などの臨時受診の場合, 常用薬が不明であったり, 複数の医療機関を受診していたりと全容を把握できずに診療に難渋することがある．今回のケースも当初はジギタリスの存在に気づかず, 途中で判明した．処方する医師, 副作用を診察する医師双方とも注意深く考えないといけない問題である．

＊ Glossary
ジギタリスとは

　ジギタリスとは, ヨーロッパ西南部原産で日本には明治時代に渡来した多年草の名称であり, その成分から精製単離された強心配糖体と呼ばれる成分がジギトキシンである[1]. 1785年にWitheringが心不全の治療にジギタリス葉末を使用したとされる非常に歴史の長い薬剤である．現在, 日本におけるジギタリス製剤の経口薬としてはBox1のものが販売されており, いずれも薬価は安い．ジギトキシン(商品名ジギトキシン)は2000年代に製造中止となっている．

Box 1
日本におけるジギタリス製剤の経口薬

一般名	商品名	用量
ジゴキシン	ジゴキシン錠	0.125mg, 0.25mg
	ジゴシン錠	0.125mg, 0.25mg
	ジゴシン散	0.1%(1mg/g)
	ジゴハン錠	0.125mg
	ハーフジゴキシン錠	0.125mg
メチルジゴキシン	ラニラピッド錠	0.05mg, 0.1mg
ジギトキシン	2000年代に製造中止	

日本の現状

心不全治療の中心的存在であったが, 1980年台にACE阻害薬やβ-ブロッカーのエビデンスが蓄積し以前に比べ使用頻度は減ってきている. しかし非常に歴史が長い分, 多くの医師になじみがある薬剤となっており, 漫然と処方されているケースも少なくない. 経口ジゴキシンは60〜80%吸収され, 6-8時間かけて組織に分布される. 主に腎臓から排泄され, 半減期は36〜48時間, 腎不全で無尿の場合3.5-5日と非常に長くなる[2,3].

2000年代にジギトキシンが販売中止になって以降, これまでジゴキシンの錠剤の規格は0.25mg, 0.125mgの2種類であった. 年齢や腎機能によっては0.125mgでも中毒量となることがあることをうけて, 2015年1月に0.0625mgの錠剤が販売された. ジギタリスの副作用には, 心症状と心外症状とがある.

心外症状としては, 主に食欲低下などの消化器症状, 意識障害やせん妄などの中枢神経症状などがある (Box 2).

ジゴキシンの有効血中濃度は0.5〜1.5ng/mlと治療域が狭く, 状況によっては血中濃度が治療域内であっても中毒症状がみられることがある(Box 3). その中でも, 血中濃度を<0.8ng/mlにコントロールすることで死亡率が低下するとされている[4].

Box 2　ジゴキシンの副作用(心外症状)

中枢神経症状
頭痛
倦怠感
錯乱
見当識障害
せん妄
幻覚
消化器症状
食欲不振
嘔気・嘔吐

Box 3 ジギタリス中毒を 起こしやすい状態
高齢者
腎機能低下
特定の薬剤との併用(ジギタリスの血中濃度を上昇させる)
マクロライド系抗菌薬
テトラサイクリン系抗菌薬
アミオダロン
ベラパミル
電解質異常
低カリウム血症
低マグネシウム血症
高カルシウム血症

治療

ジギタリス中毒に対する治療の画期的なものとして,近年ジゴキシンに対する抗体が欧米で発売され,重症例の治療に用いられている.しかし,日本においては入手不可能のため現状は対症療法を行うしかない.

やめさせるための必要な施策

介護施設入所者における心不全患者での検討で,26% の患者に潜在的なジギタリス中毒の可能性があるという報告もある[5].

①　個人レベルの改善

近年,慢性心房細動に対するリズムコントロールに疑問を呈している研究[6,7]が多くみられる一方,ジギタリス使用にて死亡率が高いとする研究[8]も多くみられる.

各医師がこのような知識をアップデートし,漫然とした処方をしないことや,こまめに血中濃度を測定するよう心がける必要があるのは当然であるが,このようなヒューマンエラーの予防は限界があるので以下に述べるようなシステムの改善を行うことでより高い改善効果が期待される.

②　診療システムの改善

現状,各クリニック,病院が独自の電子カルテを使用しており,他院通院歴や内服薬処方歴については各医院同士で診療情報提供書というかたちで書面にて情報のやりとりをしているケースがまだ多い.そのため重複処方や多剤処方のリスクがあったりなどして,薬剤副作用の発見が遅れやすい.電子カルテを少なくとも地域の医療機関が共有できるシステムが普及することでこういったリスクを劇的に減らすことができるだろう.また,総合病院に入院となった際など,近隣のクリニックへのフィードバックにもなり非常に有用であると思われる.

また,ジギタリスなどのハイリスク薬については,薬剤処方の際に,1ヶ月以内の血中濃度の測定を義務化したり,診療報酬を制限する形での抗精神病薬の対策(2014 年10 月～)と同様の外来処方制限を設けるなどの強制力を伴う施策も必要であると思われる.

③　ガイドラインの整備

2012 年に改訂された米国老年医学会によるBeers Criteria において,ジゴキシンは0.125mg を超える場合は「Potensially Inappropriate Medication(潜在的に不適切な医薬品)」に分類されている.

それを受けて,日本老年医学会の高齢者の安全な薬物療法ガイドライン2015(案)においてもそれに準じて0.125mg までにするよう推奨しているが,0.125mg 以下でもジギタリス中毒のリスクがあるため中止を考慮するよう勧告している.

一方,「不整脈薬物治療に関するガイドラ

イン2009」においては，ジゴキシンはいくつかの項目で治療薬として登場している．しかし，その慢性的な副作用や注意点についてはほとんど言及されておらず，もしこのガイドラインのみを参照して診療している医師の場合，ガイドライン通りの治療を行ってその後のフォローがうまくできてない可能性も懸念される．このようなハイリスク薬を扱うガイドラインには，その使用により想定される副作用や注意点（TDMモニタリングなど）についても言及してもらったほうがよいだろう．

④　薬局の整備

近年，薬学的管理の必要性が高い薬剤を「ハイリスク薬」とし，薬剤師によりこれらの薬剤の管理指導の実施を促すため，2009（平成21）年に日本薬剤師会により「薬局におけるハイリスク薬の薬学的管理指導に関する業務ガイドライン」が作成された[2011（平成23）]年には第2版が作成されている[9]．このガイドラインには11の領域に分類された薬剤がとりあげられているが，ジギタリス製剤はその大項目の1つとして挙げられている．

そのガイドラインの各小項目について全

国の薬剤師がどの程度遵守しているかを調査したある研究では，「ジギタリス血中濃度検査値のモニター」については73.7%の薬剤師がほとんど確認していないという結果であった[10]．

抗てんかん薬やテオフィリン製剤などといったその他のTDM対象薬剤の実施頻度も同様に低かった．経口血糖降下薬における「HbA1cの確認」の項目をあまり実施していない薬剤師は23.3%にとどまっていることから，おそらく医療機関の段階で薬剤血中濃度測定を実施している頻度が低いためだろうと推測される．多くの外来患者を診療するなかで血中濃度測定を失念していることもあると考えられるため，疑義照会として薬局薬剤師は医師に薬物血中濃度のモニタリングを助言することも，漫然とした継続処方を見直す機会の一助になるであろう．

まとめ

ジギタリスは今後もしばらくは使用し続けられていくと思われる．しかしリスクが高いものでもあるため，ジギタリスを処方された患者に関わる医療関係者すべてが注意していくようにしたい．

文献

1) 関水康彰. 薬のルーツ"生薬". 技術評論社, p59, 2010.

2) Hauptman PJ, Kelly RA. Digitalis. Circulation. 1999; 99: 1265-1270.

3) Gheorghiade M, Adams KF Jr, Colucci WS. Digoxin in the management of cardiovascular disorders. Ciculation. 2004; 109: 2959-2964.

4) Saif S. Jeptha P, Yongfei W et al. Association of Serum Digoxin Concentration and Outcomes in Patients With Heart Failure. JAMA. 2003;289(7):871-878.

5) Misiaszek B, Heckman GA, Merali F, et al. Digoxin prescribing for heart failure in elderly residents of long-term care facilities. Can J Cardiol. 2005;21(3) :281-6.

6) Wyse DG, Waldo AL, DiMarco JP, et al. A comparison of rate control and rhythm control in patients with atrial fibrillation. N Engl J Med. 2002; 347: 1825-1833.

7) Denis Roy, Mario Talajic, Stanley Nattel, et al. Rhythm Control versus Rate Control of Atrial Fibrillation and Heart Failure. N Engl J Med. 2008; 358: 2667-2677.

8) Jeffrey B W, Pharm D, Susanna R S, et al. Digoxin use in patients with atrial fibrillation and adverse cardiovascular outcomes: a retrospective analysis of the Rivaroxaban Once Daily Oral Direct Factor Xa Inhibition Compared with Vitamin K Antagonism for Prevention of Stroke and Embolism Trial in Atrial Fibrillation (ROCKET AF) Lancet. 2015; 385: 2363-2370.

9) 薬局におけるハイリスク薬の薬学的管理指導に関する業務ガイドライン, 第2版, 日本薬剤師会, 2013.

10) 中田亜希子, 赤川圭子, 依田知美, 他. 薬局におけるハイリスク薬の薬学的管理指導の現状調査. 昭和大学薬学雑誌. 2013;4(1) 75-83.

20. 経口第三世代セフェム

Third-generationoralcephalosporins

北　和也　KazuyaKita
やわらぎクリニック [〒 636-0822 奈良県生駒郡三郷町立野南 2 － 8 － 12]
Yawaragi Clinic
E-Mail:kazuyakita1213@gmail.com

Highlight

Thethird-generationoralcephalosporinshaveabroadspectrum,butverylowbioavailabilityandhavea relativelyhighcost.Moreover,inmanysituations,betterantimicrobialagentsexist.However,cliniciansi nJapantendtoprescribethird-generationoralcephalosporinstooeasily.Cliniciansshouldchoosemor eappropriateantimicrobialdrugs.

Recommendations 提言

* 経口第三世代セフェムは，基本的に使用してはならない
* 経口第三世代セフェムをこれまで使っていたのなら，より適切な医療が他にあることを確認し，実践してみよう
* 経口第三世代セフェムを使っている医師が周囲にいれば，より適切な医療行為について共有しよう
* 経口第三世代セフェムを販売している製薬会社の方々にも，穏便に情報をシェアしていこう

CASE

糖尿病，慢性心不全の既往のある ADL 自立した 85 歳女性

半年ほど前から存在する右示指の単関節腫脹を主訴に，来院 10 日前に近医整形外科を受診した．セフジニル（セフゾン®）の処方を受け，計 10 日内服しているが改善しなかった．4 日前から食欲がなく，2 日前から水様便を認めていた．本日，近医内科を受診した際にショックバイタルを呈していたため，総合病院に緊急搬送となった．重症 *Clostridium difficile* 感染症（CDI）の診断がつき，集中治療室にて対応するも翌日未明に永眠された．

Keywords

経口第三世代セフェム（oralthird-generationcephalosporins），バイオアベイラビリティ（bioavailability）

症例の解説とエビデンス，日本の現状

慢性経過の単関節腫脹に対し，経口第三世代セフェムが処方され，重症CDI を引き起こした症例であった．関節腫脹の原因ははっきりしないが，少なくとも抗菌薬で治癒するような細菌感染症ではなさそうである．つまり，不要な抗菌薬投与によりこの患者は命を落としてしまったのである．この症例のように，不適切な抗菌薬使用により重大な副作用で苦しんでいる患者に出会うことは決して少なくない．

それでは，もし本症例が化膿性関節炎であったと仮定した場合，経口第三世代セフェムを処方するのは正しいプラクティスなのだろうか？答えは "No" である．たとえ起炎菌に対する感受性がsensitive（感性）であっ

たとしても使用してはならない．その最大の理由は，"経口第三世代セフェムにおけるバイオアベイラビリティ（生物学的利用能）の低さ・不透明さ"にある．

日本国内で使用されている主な経口第三世代セフェムの種類と，そのバイオアベイラビリティについてまとめた表を示す（**Box 1**）[1,2,3]．これらのうちほとんどの抗菌薬は 1/4 程度が吸収されるに留まる．つまり，内服した抗菌薬の3/4 程度が，便中排泄あるいは肝代謝を受けてしまうのである．そして一部の抗菌薬については，バイオアベイラビリティ不明とされている．バイオアベイラビリティが低い，あるいは不明であるということは，感染巣においては十分な作用を発揮しない可能性がある，ということになる．また，血

中移行が不十分なセフェム系抗菌薬を投与することにより,上咽頭の常在細菌叢に選択圧がかかってしまいPRSP（ペニシリン耐性肺炎球菌）を増加・感染拡大させる可能性が懸念されている[4].

バイオアベイラビリティが低いのであれば,投与量を増やせば良いのではないかという意見もある.投与量(成人用量)について日本国内のインタビューフォームと,The Sanford Guide to Antimicrobial Therapy 2015 の表記を比べると,たとえばセフジトレン・ピボキシルであれば,前者には100mg1日3回,後者には400mg経口1日2回と記載されており[2,3],国内で推奨されている投与量が著しく少ない可能性が示唆される.では,投与量を欧米での推奨量まで増量すれば,日本で使用されているような経口第三世代セフェムの使用方法が許容されるかというと,これも"No"である.その原因として,抗菌スペクトラムが広域であること(常在細菌叢の乱れや耐性菌増加),安価でないこと等が挙げられる.

ところで,日本で経口第三世代セフェムが使用されているセッティングといえば,急性上気道炎,抜歯後などの歯科関連,外傷・熱傷後の感染予防,小児や妊婦・授乳婦における感染症,そして"念のため"などである.しかし,このいずれも経口第三世代セフェムを使用するセッティングではない.ではこれに優先される医療行為とはどのようなものだろうか.

風邪はほとんどがウイルス感染症によるもので,抗菌薬を使用する症例は本来ほとんど無いはずである.細菌性咽頭炎のうち最多の起炎菌であるA群溶血性連鎖球菌咽頭炎では,狭域スペクトラムかつ安価なペニシリ

ンまたはアモキシシリンが第一選択である.ペニシリンアレルギーがあったとしても,第一世代セフェムやクリンダマイシンなどの選択が推奨されており,治療効果や費用および常在細菌叢への影響の面から第三世代セフェムは推奨されない[5].また急性副鼻腔炎ではほとんどがウイルス性であるし,たとえ細菌性であったとしてもほとんどが自然軽快する.抗菌薬を必要とする状況は限定される.抗菌薬が必要な場合もアモキシシリン(あるいはアモキシシリン・クラブラン酸)が第一選択であり,第三世代セフェムの使用は推奨されていない[6].日本では抜歯後の感染性心内膜炎予防として経口第三世代セフェムが数日間処方されることが多いが,米国心臓協会では抜歯前の30〜60分前のアモキシシリン2g内服を,人工弁を持つものや感染性心内膜炎の既往がある等のハイリスク患者に限り推奨している[7](ただし日本循環器学会における適応はもう少し広い[8]).熱傷に対するルーチンの予防的抗菌薬投与は通常不要であり推奨されていない[9].軽症外傷における予防的抗菌薬については明確な指針はないが,少なくともルーチンでの抗菌薬投与は不要であるし,たとえ必要であっても皮膚常在菌であるブドウ球菌やレンサ球菌をカバーするならセファレキシンなどの第一世代セフェムで十分であろう.動物咬傷では3-5日間のアモキシシリン・クラブラン酸の投与が勧められている[10].小児や周産期の女性には比較的安全といわれ頻繁に使用されるが,ピボキシル基を持つ抗菌薬(セフカペン,セフジニル,セフテラム,テビペネム,ピブメシリナム等)の小児への投与により,低カルニチン血症による重篤な低血糖が報告されており,また妊婦への投与により出生児の低カル

ニチン血症も報告されているため[11]，安易な使用は控えたい（"念のため"の処方は言語道断である）．

以上のように，第一選択となる抗菌薬や医療行為が，経口第三世代セフェムの他に常に存在している．そして，想定し得るあらゆるセッティングにおいて，経口第三世代セフェムの使用はリスクがベネフィットを上回っていると筆者は考えている．たとえ経口第三世代セフェムのバイオアベイラビリティが改善されたとしても，現在日本で使用されているセッティングでは使用してはならないことも理解できるだろう．不必要に広域な抗菌薬を使用することにより，不必要に耐性菌を産み出してはならない．未来における抗菌薬の選択肢を減らしてしまうことは，なんとしてでも避けなければならない．

このような状況にも関わらず，日本における経口第三世代セフェムの消費は莫大である．2010年の世界のセフェム系抗菌薬のマーケティング情報をみてみると，売り上げの1位ロセフィン®3.1％（年商3.2億ドル），2位Zinnat2.5％（2.6億ドル）に続き，3位フロモックス®は2.4％（2.5億ドル），4位メイアクト®は1.9％（2.0億ドル）と続いている[12]．そして驚くべきことに，フロモックス®とメイアクト®のうちのかなりの割合を日本国内で売り上げている（2010年の日本国内のデータは入手できなかったが，2013年の売上はフロモックス®が158億円，メイアクトが150億円であり，売り上げの大部分を日本が占めていることを想像する）[13]．世界的にみて，日本における経口第三世代セフェムのマーケティングはかなり"いびつ"であるといわざるを得ない．こういったことを言うと，経口第三世代セフェムを販売している製薬会社の方々にはお叱りを受けるかもしれない．そこで筆者は，製薬会社の方々には，より適切な抗菌薬治療について紹介することにしている．たとえば『適切な感染症診療が世に広まれば，今後経口第三世代セフェムの需要はどんどん減ってくるでしょう．蜂窩織炎に対してセフカペンを処方するよう医師に勧めても，信頼を失ってしまうかもしれません．それならむしろ，より適切なセファレキシンを使用するように医師にアドバイスし，効果を確認してもらった方が医師からの信頼が得られるのではないでしょうか』などとお伝えすると，非常に関心を持って笑顔で話を聞いて下さることが多い．代替案無く否定することは，誰にとってもあまり良いアウトカムをもたらさない気がする．

まとめ

最後に症例に戻るが，このセフジニルの処方医には，後方医療機関でこのような事態になってしまったことが伝えられたのだろうか．日本には医療行為への適切なフィードバックを受けるシステムはほとんど無い．よって，このようなプラクティスは誰かに正されることもなく，延々と続けられてしまう可能性が高いのである．いまいちど，バイオアベイラビリティ，スペクトラムの広さ（常在細菌叢の乱れ，耐性菌出現の可能性），コストの面から不利な点が多いこと，そして想定し得る全てのセッティングにおいてより優先される医療行為があることから，経口第三世代セフェムの使用を控えるべきであるという共通認識を持って医療に従事していきたい．経口第三世代セフェムを販売している製薬会社の方々とも，この思いをシェアしたい．

低価値なケア Low-Value Care をやめよう

Box 1
日本国内で使用されている主な経口第三世代セフェムの種類とそのバイオアベイラビリティ

	Kucer's[1]	SanfordGuide2015[2]	国内の各インタビューフォーム[3]
Cefpodoxim Proxetil バナン®	約50%	46%	50%
Cefdinir セフゾン®	25%	25%	不明
CefditrenPivoxil メイアクト®	14%	16%	不明（参考: マウス55.6%, ラット20.2%, イヌ9.5%）
CefcapenePivoxil フロモックス®	Cefcapene について記載なし	Cefcapene について記載なし	記載なし*
CefteramPivoxil トミロン®	Cefteram について記載なし	Cefteram について記載なし	記載なし

＊ S 社に問い合わせると, ほぼ全て腎代謝であること, 半減期が1時間程度と非常に短いことを考えると, インタビューフォーム(FMX-D-40(K1)2012 年12 月作成)の P59 からはバイオアベイラビリティは 40%程度と推測されるとのことであった.

文献

1) GraysonML,etal.Kucer'sTheUseofAntibiotics,SixthEdition,CRCPress,2010.

2) GilbertDavidNetal.TheSanfordGuidetoAntimicrobialTherapy,AntimicrobialTherapy,2015.

3) バナン, セフゾン, メイアクト, フロモックス, トミロン各抗菌薬インタビューフォーム

4) 生方公子ほか . 本邦において 1998 年から 2000 年の間に分離された Haemophilusinfluenzae の分子疫学解析肺炎球菌等による市中感染症研究会収集株のまとめ：肺炎球菌等による市中感染症研究会収集株のまとめ . 日本化学療法学会雑誌 2002 年50 巻11 号794-804

5) ShulmanSTetal.ClinicalPractice GuidelinefortheDiagnosisandManagementofGroupA StreptococcalPharyngitis:2012UpdatebytheInfectiousDiseasesSocietyof America. ClinInfectDis.2012Nov15;55(10):1279-82.

6) ChowAWetal.DSAclinicalpracticeguidelineforacutebacterialrhinosinusitisinchildrenandadults.ClinInfectDis.2012Apr;54(8):e72-e112.

7) WilsonWetal.Preventionofinfectiveendocarditis:guidelinesfromtheAmericanHeartAssociation:aguidelinefromtheAmericanHeartAssociationRheumaticFever,Endocarditis,andKawasakiDiseaseCommittee,CouncilonCardiovascularDiseaseintheYoung,andtheCouncilonClinicalCardiology,CouncilonCardiovascularSurgeryandAnesthesia,andtheQualityofCareandOutcomesResearchInterdisciplinaryWorkingGroup.Circulation.2007Oct9;116(15):1736-54.Epub2007Apr19.

8) 循環器病の診断と治療に関するガイドライン (2007 年度合同研究班報告)

9) 一般財団法人日本熱傷学会 . 熱傷診療ガイドライン改訂第2 版

10) EnzlerMJ.Antimicrobialprophylaxisinadults.ayoClinProc.2011Jul;86(7):686-701.

11) 医薬品医療機器総合機構 PMDA からの医薬品適正使用のお願い No.82012 年4 月

12) Visiongain.AntibacterialDrugs:WorldMarketProspects2012-2022,VisiongainLtd,02011

13) 国際医薬品情報 .2015 年4 月13 日付 P60

対話篇

英語ケースレポート論文の価値を高める
CONVERSATION ON STYLEBOOK

徳田安春　vs　Alex Gregg

Dr.Tokuda vs Mr. Alex

英語ケースレポート論文の価値を高める
Conversation on Stylebook

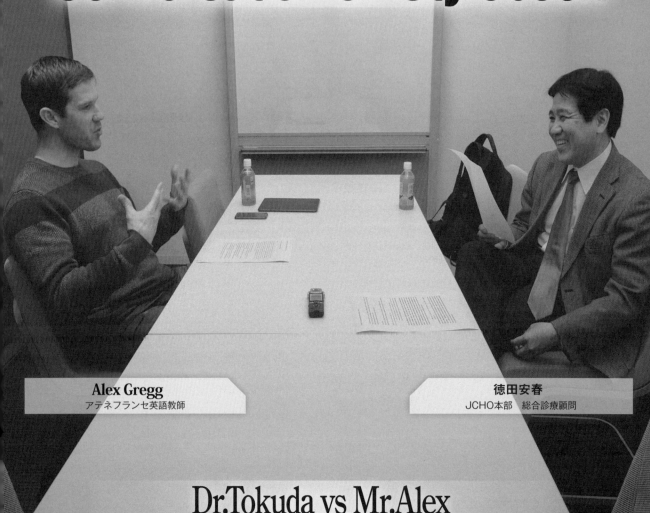

Alex Gregg
アテネフランセ英語教師

徳田安春
JCHO本部　総合診療顧問

Dr.Tokuda vs Mr.Alex
Conversation on Stylebook

「英語ケースレポート論文スタイルブック」を刊行予定の徳田安春氏とAlex Gregg氏（アテネフランセ英語教師）に，英語ケースレポート論文の価値を高めるにはどのような知識と能力が必要かを話し合っていただいた．

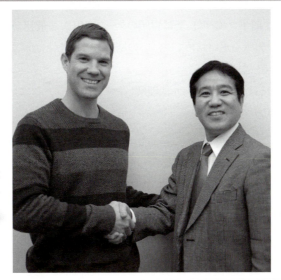

Alex Gregg 氏
アテネフランセ英語教師

徳田安春氏
JCHO本部　総合診療顧問

対話の抄訳
第1部● 英文ケースレポート抄録の書き方のList of Five

徳田氏が作成した「英文ケースレポート抄録の書き方List of Five」は，1）バックグラウンドの文（文章）で起こす，2）次の文は，本症例の臨床的サマリーを表すものとする，3）ポワロや金田一よりも刑事コロンボから学べ！4）年齢，性，主訴，診断名，転帰は必須，5）ラーニングポイントの文（文章）で結ぶ，である．

1）バックグラウンドの文（文章）で起こす

徳田（以下徳）● 日本の医師は症例報告を書くとき，背景なしにいきなり症例の記載から書き始めてしまう．症候や疾患の背景となる一文を入れましょう．

Alex（以下A）● 昨年約50編の英語論文を校閲しましたが，まず患者や症状，検査を挙げ，末尾に背景を述べています．最初に背景を記載すると理解しやすいですね．

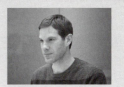

Mr. Alex Gregg

Nationality American
Graduated London
University MA English
English Teacher for 15
years
Instructor at Tokyo
University Hongo Campus
Instructor at Waseda
University
Instructor at Nihon
University

2）次の文は，本症例の臨床的結論を書く

徳● 結論を先に書くのが科学論文の鉄則．内容はタイトルに近いが，タイトルと同じ表現ではいけない．同じ文を2度使用しないというのも原則ですね．

A● 臨床検査の結果を一段落使って書く著者がいます．

徳● また抄録（abstract）は症例報告の冒頭に書き，Introduction, Description, Discussionという構造化論文のスタイルを要求している雑誌が多いですね．それから，抄録には検査結果のうち重要なもののみを書く．重要な検査は本文に記述し，検査結果が多い場合の一覧は表に記載するとよいと思います．

A● 検査を表にするのはいい考えだと思います．10～15も検査結果の文章をコンマで

つなぐと読みにくいので，表にすべきです．

3) ポワロや金田一よりも刑事コロンボから学べ！

徳● 『刑事コロンボ』では冒頭のシーンで犯人が最初から誰かわかっていて，コロンボが犯人を追い詰めていく．この結論を先に書くというスタイルは抄録の書き方に応用できると思います．

A● なるほど．そのスタイルは理解しやすくなります．それはよい比喩だけでなく，ユーモアもありますね．

4) 年齢，性，主訴，診断名，転帰は必須

A● 抄録は短いので，どう書けばよいのでしょうか．

徳● 主訴は主要なものの一つか二つでよいでしょう．現病歴の文で他の症状を記述すればよいと思います．次に診断の根拠と確定診断．そして診断に決定的な所見（身体所見でも検査所見でもOK）は必ず入れましょう．

5) ラーニングポイントの文（文章）で結ぶ

徳● 最後に，これだけは述べたいという，テークホームメッセージの一言を書きます．

A● 医師は知識，技能を更新していくのが重要というが，それは生涯にわたるということですね．

徳● 多くの医師は，同僚とのカンファレンスや症例検討，医学書籍やウェブ等から知識のアップデートを図っています．生涯学習は必須です．

第2部　編集部からAlexへの質問

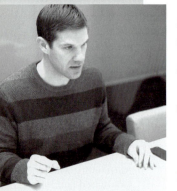

—あなたは英文の医学会誌の校閲を行っていますが，日本の医師の方々の英語論文のスタイルの印象を聞かせてください．

冠詞と前置詞を正しく使う

A● 著者はそれぞれスタイルの良い点，弱点を持っていますから，ちょっと答えにくいですね．Nativeと同じか，ほぼ同等の英語を書く著者もいれば，多くの構文や文法の間違いをしている著者もいます．校閲の仕事の中であえて気づいたことを言えば，a/an/theのような冠詞の使いかたが皆さんは難しいようです．些細なことですが，nativeが論文を読んだとき多くの文法上の誤りを見たら，その論文の質は低いと思ってしまうでしょう．

「67歳の糖尿病の女性患者」は，最初に使うときは「a 67 years old Japanese woman」です．しかし，次に出てくるときは「the」を使います．多くの執筆者は何度もこの誤りを繰り返します．

また by/with/for/through のような前置詞も難しいようです．たとえば，「a test on the woman, by the woman, with the woman」の区別です．

しかし最大の問題は，日本語で書くのと英語で書くのでは，書き方が全く異なるということです．私は日本語の表現は間接的なことに気づきました．本文の中で大事なこと

を書くと，同じことを別の表現で繰り返します．多くの医師は，重要な結論を何度も繰り返します．昨年校閲した50編の英語論文の10〜20%は繰り返しが目立ちました．

徳● 日本の医師の英語は繰り返しが多いのですね．

A● はい．文法で問題なのは冠詞と前置詞です．ところで日本人の日本語論文はどうですか．多くのnativeは英語の書き方はうまくありません．話しは上手でも，書くのは非常に劣っています．

徳● それは医師によりCase by caseでしょう．

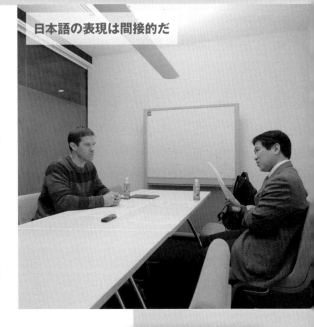

日本語の表現は間接的だ

―日本の医師の方々の英語論文の弱点は何ですか？

A● 著者によって異なりますが，冠詞の使い方と，前置詞の使い方以外には，語彙の選び方が問題となっています．たとえば非常に古いことば，または特殊な状況で使われる言葉を使う著者がいます．同意語はほとんど同じ意味を持っていますが，状況や文脈に従って，別の意味に使われるのです．多くの医師は，どの言葉が英語としてふさわしいかを知っていません．

徳● そのための，おすすめの読書法を教えてください．

A● 多くの英語論文を読むことです．英語のスタイルに慣れれば自国語のように使えるようになります．科学論文や新聞，雑誌を読むのがベストでしょう．

語彙を選ぶ

―あなたは校閲のとき，長い文章を短くしますね．そのコツを教えてください．

徳● 短い文章は理解しやすいですね．

A● 一言では答えられませんが，一文章は2つか3つの読点を持つべきです．それ以上読点があると，文法的には正しくとも，混乱や誤解の恐れが生じます．ある文章が長すぎるか否かを考えるもうひとつの基準は，声に出して読んでみることです．一呼吸で文章全部を読めないときは，短くするか分割するかを考えましょう．より短い，直截な文章は，長く複雑な文章よりも常に好まれます．

徳● よいアドバイスをありがとうございます．

文章は短くする

―あなたはよく"a"を"the"に，そして"the"を"a"に変えますね．どう違うのですか？）

A● 書き言葉でも話し言葉でも，"a"と"the"を選ぶのにはさまざまな場合があります．どんな場合かは多くの文法書やウエブサイトに掲載されています．私が冠詞を直すのは，2つの場合です．直さなければならないひとつの場合は，同一の人／考え／ものを指すとき不定冠詞(a/an)を定冠詞(the)に変えます．ある人／考え／ものがはじめて出てくるときは，不定冠詞を使わなければなりません．それ以降は，常に定冠詞を使う．

著者が注意しなければならない2つ目の場合とは，一般的な名詞と特殊な名詞

Conversation on Stylebook

「a」と「the」を正しく使う

の違いです．違う場所や時代でも一般的に使われる名詞には，不定冠詞が好まれます．特殊で唯一の名詞には，定冠詞を使います．

正しい冠詞の使い方に自信を持つには，私たちが話している人やものを聞き手に知らせている名詞を含んでいる句や節を探してみることです．

以下にそのような文章の例を挙げましょう．

Can you give me the book on the table.

この文でTHEを使うのは，「机の上」という句が聞き手にどの本かを伝えているからです．ほかの本ではなく，聞き手が見ることができるか，または知っている本を話しているのです．このような節や句を知ることでTHEを正しく使えるようになるでしょう．以下に例示します．

Did you read the book which I gave you?
He didn't like the movie <i>that you suggested.</i>
He loved the dessert <i>with chocolate and cherries.</i>
The phone <i>on my desk</i> belongs to Ken.
Did you know the man <i>who was talking to Leonie?</i></p>

しかしすべての節や句が名詞を聞き手に示すわけではありません．単に説明的なものもあります．追加の情報を加えてはいても，聞き手にどんな特殊なことを話しているかを示さないものもあります．

例を示します．

彼は広い裏庭付きの家を買った．

この場合，聞き手は彼がどんな特別の家を買ったかを示しますのでTHEを使います．

彼は1軒の広い庭付きの家を買った．

この場合，彼はどんな種類の家を買ったかを示し，特別の家を買ったのではないので，"a"を使うのです．

日本語には冠詞はありませんね．

徳● はい，ありません．

A● 冠詞は，nativeでない人には（時にはnativeでさえも）間違いやすいのです．

—私たちは今年，「英語論文スタイルブック」という本を出版しようとしています．本書の編集上のアドバイスをお願いします．

A● 正直なところ，この本がどのように書かれるべきか，はっきりとした考えは持っていませ

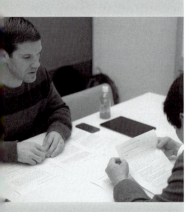

んが，英語論文の誤りを指摘し，どのように修正すべきかを例示し，最終的にどのように変更すべきかを説明する，このような編集方法がいいと思います．本書の企画が前進するように，本書に私の意見を挿入し，充実した本になるように努力します．

徳 ● スタイルブックは重要です．この本を読めば，英語論文の書き方が改善されるでしょう．

A ● スタイルの一部は文法ですので本書にも文法の記載は必要です．徳田先生と協働して本書の編集を進めていきたいと思います．

（この対話は，2016年1月28日，東京で行われました）

Dr.Tokuda vs A Conversation on Stylebook

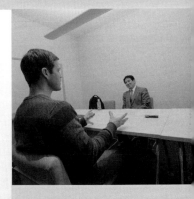

D: We would like to publish a stylebook on medical articles. This seems like a good goal. So, today we are going to talk about abstracts and writing of case reports.

A: Yes, I would like you talk about general skills and in the next 30 minutes about the keys to good writing.

Part 1 List of five of writing abstracts of case reports

1. Start with a sentence giving some background.

D: What do you think about the item number 1 of the list?

A: Starting with number one I think it is great and fantastic. This is common with any academic writing. When at the beginning you want to show what you want to talk about, and as you go through each point, you will always go back to refer to the first idea and at the end you will be able to restate it. I think with medical writing and any other scientific writing, even history or literature, we usually start with the background sentence and background is a good idea first and so when you made this list of five, were you creating the list from your own idea and invention or did you see a similar list in a different place?

D: I got this idea from multiple books about how to write logically for scientists. In the similar way, they recommend this idea. The opening sentence should state the background summary.

Case Report
の抄録の書き方
List of Five はこうして
生まれた

Conversation on Stylebook

A : Well it seems like common sense. But it is common sense because it is very useful and it is a good idea. So, do you think that it is something that is lacking in publications you have seen. What is typical? How do most Japanese physicians start? What do they do?

D : I'd like to tell you by using this sample (with showing him a sample case report). This sample looks good, but this is a revised version. Usually abstracts of many Japanese case reports start with case description, without any background sentence. Without sentence of any historical, clinical or biological perspectives, they usually start putting case description in abstracts.

A : Last year I probably edited 50 papers or more and many of them started with the patient and listing the symptoms and then listing the investigation tests and finally they gave the background from this disease, so it would be helpful if they put it at the beginning.

D : So you noticed this issue many times?

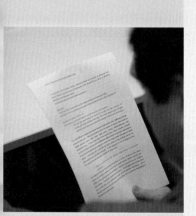

A : Yes physicians first say the patients come to the clinic and so on and finally they give some kind of background about this case in general in Japan. So next in this list is describing the clinical conclusions.

2. Next describe clinical summary

A : So you think the conclusions should be given even before discussing the patient?

D : Yes, this summary includes description of cases, including age, gender, chief complaints and test results.

A : Now when you say clinical conclusions what do you mean exactly?
D : We usually say it is clinical summary. This is a list of facts about a case.

A : Does that include the results of the tests?

D : Usually we get started with chief complaint, history, physical finding, and also test results.

A : Okay. So if in the middle of the article I saw this many times, the physicians would list all the results of the levels and blood work and the list in some cases, was nearly a paragraph and but they would keep it as one sentence. Is that common? In western articles as well? Do they put the detailed list of the tests in the article, do they put that as a footnote? And keep it as a note at the end of the article.

D : How to show results of a case depends on the quantity of the test results which we like to show in a case report. In clinical reality, we have lots of tests for each patient. But we usually describe the only important test results in the abstract. In the case report we can include only important test results.

A : So some doctors would list many of the tests and then eventually one of the tests would be very important. From this test they discovered what was the problem and but in many cases I saw maybe 10 and 15 different tests and the final sentence would say that all of these test results were all inclusive. All of these results were not showing what we needed. So in that case, should we use so much space for that? Or should we just say we conducted many tests and say all of them showed negative results and a list of the results may be listed at the very end of the article? I don't know what is more common in medical practice.

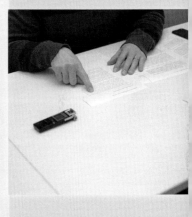

D : We usually put the abstract as the first part of the case report. There are main texts including introduction, case description and discussion. We include the important test results usually in the main text and then if there are many test results we can make a table and show them for easier understanding and that keeps them organized.

検査結果は表にする

A : Yes I think that is better. In some sense a table seems to make more sense to show results. Because if you have a list of ten or 15 test results, only separated by a comma, make it seem like it is disorganized, hard to read through. Table would make more sense. So that is the second main point.

3. Learn from Detective Columbo, not from Detective Poirot or Kindaichi.

刑事コロンボに学ぼう

A : Now the third point is learn from Detective Columbo. When I read it

Conversation on Stylebook

for the first time, I chuckled. How do you know about Columbo? Of course Columbo is very popular in America. I didn't know his style was famous in Japan too.

D : This point seems to be picked up from my recent publication. I am a big fan of mystery TV series, like the Kindaichi stories. But I found that Detective Columbo is a good example for organizing the information in case reports. In Columbo we can see the crime scene at the beginning of each story. The culprit and the criminal are shown to audience first and then Colombo investigates the clues. We can use this style as a mirror for writing abstracts.

A : Yes I think it makes a lot smoother understanding. So this is what is going on. These are the reasons we came to this conclusion. It is great metaphor. It also adds a little bit of humor, so that is good.

4.Details such as years-old, sex, chief complaint, diagnosis, and clinical outcome are indispensable.

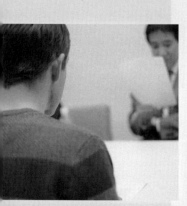

A : Ok so details, specific details such as age, the gender, chief complaints, diagnosis, clinical outcome. All of these are very important. Indispensible really. From this list, we have a part of the medical history. Is that possible in an abstract? Because an abstract has to be quite short, one or two paragraphs so when you say chief complaint you mean the main primary symptom?

D : Yes, one or two symptoms would be fine and information about the period of these symptoms should be provided like: A 52-year-old man presented with a 2-day history of watery diarrhea and lower abdominal pain.

A : And the diagnosis would be the initial diagnosis, and finally the actual outcome. That makes sense because it is going to be very important because if you are going to look at the abstract, to see if the abstract they are using is going to be useful for them. That kind of detail would be very important. To see if it would connect to their own patients.

5 .End with a learning point sentence. End with a sentence which includes a leaning point.

A : The final point, end with a final point sentence. Now ending with a learning point sentence is very common in something like philosophy, in literature, in history. There is usually a final message to rethink. This is very common. In this medical writing though, could you give me another example? So you might say, you should be careful about symptoms and so it is like telling the reader like this is like what happened and so in your own practice be especially careful and focus on this type of thing …

D : Case reports should be written as a tool of education with a message for young physicians to learn something. The messages can be diagnostic or therapeutic. So there should be a final sentence indicating learning points with clinical message and that's "take home message".

A : So can you tell me, about medical publications in general, if you have a physician who goes through medical school, residency, training periods and is an experienced physician. And then in 10 or 20 years of his career, would they continue reading medical journals? Is it an important part of keeping updated.

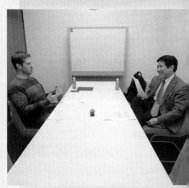

D : Yes, all physicians need a life-long learning as professionals. Especially in our specialty, for example internal medicine or surgery, we have to follow latest knowledge as well as skills required to practice medicine.

A : Is it required? For example if I am a boss in hospital and I know some of my doctors are not keeping up with the newest techniques, would that be something that I criticize strongly? Must read more and keep up to information?

D : Lifelong learning is mandatory for all physicians. As learning spaces we have conferences with colleagues and group discussion about cases. If the senior physician recommends some readings, usually young physicians should follow those recommendations. There are numerous learning resources, such as books, journals, online sites, conferences in or out of hospitals and international conferences.

A : Okay I understand. But in your mind it is a very important part of improving your knowledge and skill as a doctor. My father in law was a doctor, he died last year, but befor he died, I noticed that in his house, it was filled with medical journals of different types of both English language and

Conversation on Stylebook

Japanese language. And he was still practicing as a GP at a private clinic in Chiba and he was 73 or 74 years old and whenever I saw him, often he had medical journals around his house. I'm just curious. Is there any point in your career where you think you know enough, and you can stop studying so much.

生涯学習のススメ

D : There is no such a point for practicing medicine. We have to learn medicine since we are professionals. Japanese medical societies encourage continuing education and learning. It is a life-long process. Physicians are also encouraged to subscribe to journals in their fields.

A : It seems to be a good idea. I was just wondering how often it happens in real life? How many doctors are able to stay really motivated and continue learning?

D : I believe that most physicians are motivated to learn updates of their specialty. The barriers of learning are the limited time, availability of learning resources and language issues.

A : So do we have anything else to discuss from this first part?

D : Thank you very much for excellent advice on abstract writing. We have learned a lot.

A : Yes thank you too for helping me learn more about this field. I hope we can all learn together and will be mutually benefitted.

Part 2 Questions from editorial staff to Alex

1. You have done proofreading for about 50 articles for the Journal of General and Family Medicine last year. We would appreciate it if you could tell us your impressions of medical writings of Japanese physicians

日本人の英語論文の特徴

A : So my first point is regarding my suggestions regarding medical writing and general impressions. And I have written my answers but I can just summarize. Basically it is difficult to pinpoint the number one problem. If I were to go through each essay, maybe I could list some statistics. The biggest problems I encountered as far as grammar is concerned would include article use. For example "a/an/the." Often I find myself fixing that. It is not as serious a problem as you might think but if a native speaker is reading an article, and there are a lot of small grammar mistakes, they might think that the quality of the information is also low. So if I have an amazing idea or case report or study but I have lots of small grammar or spelling mistakes, the overall impression becomes much lower. So even though the communication stays fine, in most cases, still the overall impression is quite negative. So I have noticed that. But articles are difficult, they are very difficult.

D : You mean the difficulty in contents?

A : No, in this part of the discussion I am referring to pure grammar. For example "a" apple or "an" apple, or the doctor/a doctor. So, a/an/the, in English grammar these are called articles. They are called definite article and indefinite article. So if you say "a" 67 year old Japanese woman with diabetes, so first time you mention her you have to use "a". But then later in the article you have to use "the". The woman the test, the something, many Japanese doctors, many Japanese writers confuse this many, many times. So that's one issue. Just the grammar. Also there are some problems with prepositions. For example you do a test "by" or "with", test "on". So you say a test "on" the woman, "by" the woman, "with" the woman. Many times doctors have problems with the correct preposition. So that is also an issue. But the biggest problem and I discussed this with my wife as well, is that writing in Japanese and writing in English is quite different. I noticed that Japanese writing is more circular. You have a key point in the middle and then you circle the issue with other information and other points and often it means you repeat the same thesis sentence. So many physicians will repeat the same key conclusion again and again and again. Where in most articles it should be twice, the very beginning and then in the conclusion. A lot of times physicians repeat 5 or 6 or even 10 times. So for English readers it seems confusing and it seems that the doctor could give the message much quicker but because he wants to write a full article, he often repeats the same sentence and same conclusion. I noticed that in about 50 articles around 10-20% repeat too much.

D : Do you believe that one of the main problems is that doctors sometimes use too much repetition?

文法上の誤りは論文の価値を低くする

冠詞と前置詞を間違いやすい

日本語の表現は間接的で繰り返しが生じる

Conversation on Stylebook

英語を語れても書くスキルは劣る？

A : Yes that is one of the main problems. As far as grammar was concerned, the problem was mostly articles and prepositions were the main issues. Things like verb tense were basically okay. But there was too much repetition of the same point. Those are the two or three things which I noticed. I heard that you spent some time abroad and that you have been writing a lot and from reading other physicians in Japanese, is it good writing?

D : I graduated from medical school in Japan and not from English professional writing program. But I received chances to study medicine and public health in the United States, I have gained a lot of things to learn for physicians' writing to write article and case reports. Writing skills need training among Japanese young physicians.

A : What about papers written in Japanese, how is it? Is it high quality writing? Many native English speakers have very poor writing skills. So even executives and high level business people, government people, politicians, when you listen to their speeches, they sound good, but if you read their papers they are very badly written.

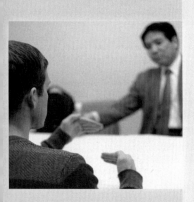

D : You think so?

A : Yes it is very common. In their own language, they are badly written. So I was wondering in the original Japanese, before translation, if the writing level was quite good?

D : It depends on authors of case reports and conventional articles. Some of experienced and skilled authors write something good in Japanese. Others may need better training. It really is t case by case.

A : So it is just a trend. Maybe 20 to 30% write fantastic, and maybe some write in the middle with just some basic problems and some needs lots of help, maybe in both languages. But it is true, just case by case so it is hard to say.

2. What do you think are the main writing weak points of Japanese physicians?

A : So my first impression is that I had to list the overall weak points already. I already mentioned better article use and prepositions use.

Then another issue would be vocabulary choice. So, maybe the writer or the translator, one word has several meanings. There are many synonyms. But some synonyms are linked together with another phrase and commonly they are not using the right synonyms. So sometimes they use very old fashioned vocabulary which were very common a hundred years ago and maybe in a dictionary but in modern language we don't use. So that is sometimes a problem. So in order to fix that, you have to have a lot of experience reading English language. I am not trained as a translator or an editor, but what I do is I read a lot. All my life I have read a lot. I spend my life reading a lot of things and I get used to the patterns. Usually, I can tell that there is a similar phrase after this, a full pattern. But many translators or many of the doctors do not know which words fit together in natural English, so there is no easy way to fix that problem.

D: So you think we have to read a lot? Much more? What is your recommendation for reading? For learning how to write better, what kind of reading do you suggest?

A: For learning English writing, for Japanese doctors, I think they should read a lot of medical articles. Because that is what they are going to be writing about. If they can get used to that pattern of that type of language then they can use that in their own language. Other than that, lot of news papers, magazines, for example, Time, Newsweek, they often have vocabulary that can transfer into other types of writing. But novels, etc, is not the best use of time. They should read a lot of medical writings, scientific writings, newspapers, journals. That would be the best. It is difficult to fix. Because it means you have to have a large knowledge of the language and so it means you have to read as much as possible. But doctors are so busy. To find enough time to read is difficult. Okay to sum up, grammar use and knowledge of which synonyms to use is useful.

日本人の英語論文の弱点は？

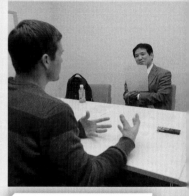

お勧めの読書法

3. You have often edited a long sentences to short ones in your proofreading. Please show us some key points of shortening.

A: Number 3 editing long sentences to short ones. In proofreading, can you give us some key points? What do you think? In your own writing, do you prefer shorter sentences?

A: Can you give me a reason why? Why do you prefer shorter more direct sentences?

D: Shorter sentences are good for easier understanding. We recommend

Conversation on Stylebook

一呼吸で読める短めの文章が望ましい　リズムを大切に

young physicians to write shorter sentences if possible.

A : I completely agree. If you have a long sentence, many commas and lots of extra information, then the reader has a bigger chance of making a mistake or misunderstanding. Shorter sentences are definitely better. So if the sentence has 2 or 3 commas, maybe it is okay. But sometimes sentences which I have shortened have 5 or 6 or even more commas. Secondly if you can't read the sentence out loud in one breath, it is unlikely it is a good sentence. So imagine you are reading to an audience, can I read the sentence in one breath. If you can, it is probably okay but if you can't, definitely you should shorten. Either separate into two or take out extra information and shorten it. So definitely this is a big issue.

D : Thank you for your good advice.

A : In Japanese language, do the sentences tend to be longer or shorter?

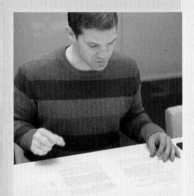

D : Usual Japanese sentences are pretty long. Sometimes there is no end! In conversation, people just keep talking without any periods. So in writing it is considered okay for getting longer but it is difficult to understand it.

A : It depends on the subject in English. If someone is writing philosophy, sentences tend to be very long. Because they have a lot of qualifiers. The writer has to make clear very specific information, this thing, this situation, and so forth, they have a lot of extra information to make the point very specific so they add in a lot of extra details. But if you are writing history, if you are writing science, literary criticism, usually shorter is better. And if you look at some of the greatest writers like Hemingway or Steinbeck, usually they use very short simple sentences. The French and Italian writers use long and detailed sentences. Lots of adjective and lots of extra information. But the Americans think, short, direct, simple is better for communication. Also in medical writing, it is a better idea.

4. You often correct "a" to "the" or "the" to "a". What are the differences?

A : Number 4 is mentioned several times. It is about articles. You often correct "a" to "the" and "the" to "a". So what are the differences? If you go to any website or grammar textbook, and they try to teach about this issue, there is probably about 6 or 7 key things to think about. For example in the world if there is only one, sun, moon, ocean, etc., the sun, the moon, the Pacific. If you are mentioning something for the first time, for example, you are introducing a new medicine, a new procedure, and so forth, you would always use "a". Every time after that you would use "the". Many Japanese writers confuse or make mistakes in this area. Also many times people make mistakes deciding if this is a general idea, a general treatment, or general situation, or if it is specific. This time, this hospital, many times they confuse. So deciding the difference between general or specific is very important. To make sure you use the correct article more concentration is needed. Many of the articles I am proofreading are translated. So maybe it is a translator issue. I never know the original. The English article translated from Japanese. I always get the article third place. I get from original Japanese, translation and to proofing. In Japanese, do you use anything like articles? Some languages have el and la. Like in French or in Spanish they use articles. But in Japanese, maybe articles are not used.

冠詞の使い方は
Native でも難しい

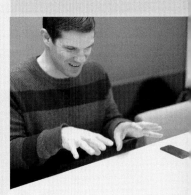

D : No, we don't have this concept in Japanese language.

A : So maybe this is a very big challenge for translators. For translators to choose which one it is a big challenge. So this is not a criticism of the Japanese writing, unless the Japanese writer is writing himself in English. Then it is a problem. Maybe this is advice for translators. My wife is Japanese, she lived in America and England for a total of 15 years, he did her high school and university in English and her English is fantastic but even she makes small mistakes with articles. It is a very big problem for non-native speakers. Sometimes very tricky. It is also tricky for natives too. Especially for people in the ethnic communities, for example Spanish speaking first generation comes to America, and second generation, third generation immigrants come to America, they even live their whole lives in America, even they make mistakes. It's very difficult to learn perfectly and I know they are struggling sometimes but making progress and doing well. So that is an issue and that is a problem.

D : I know it is an issue. But it is very complex because there are many different contexts and challenges.

A : Do you write much originally in English?

Conversation on Stylebook

D : I have written papers, case reports, and editorials in English.

A : Do you feel confident? Or do you ask a native proofer? What kind of problems do they find?

D : Writing articles is certainly one of the big challenges for Japanese physicians, including me. I used to ask my mentors to proof read but recently I do not need big help from my mentor.

A : You spent a long time abroad as well right? It is something which is very challenging to fix.

D : I have read numerous books and articles to learn styles and vocabulary in English. I believe that young physicians need more readings first before writings.

5. We shall publish a stylebook for care-givers in 2016. Would you please advise us on editorial concepts for the book.

A : The last one. This is the most challenging for me. We shall publish a book for caregivers, editorial concepts, and as far as the organization of the book, of how the publishers are trying the organize, have you seen their proposed style? So it is a English language phrase book? So if a foreigner comes and they try to communicate together? Is this the type of book being proposed?

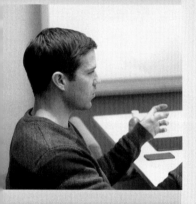

近刊「英語論文スタイルブック」に期待する

A : No this book is style for better writing skills. This is an advice for doctors trying to learn how to write better articles. If you are going to help write this kind of book, what do you think is the most useful? So you have advice for abstracts and you have simple particular key points but if you have the challenge of writing a whole book, how large are you hoping? Around 60 pages or 80 pages? If you are going to write a 100 page book giving clear advice on how to write better articles what would you focus on?

D : I think that one of the important points would be the proper use of grammar, style and rules for using common words and sentences.

A : I agree. That is very important. So what they have planned are to show places in previous articles where the physicians have had errors or some mistakes, maybe the original, how it was changed in the proofing and explanations for why? And then show some of the key areas physicians need to work on. So for the organization I think it would be useful. Who would do the introduction? Are you going to write the introduction for the style book? So what would you say in your introduction?

How many of the doctors sending you're their articles are sending them in Japanese or in English? How many are translated and how many are given direct from doctors in English? Is it 50/50? Yes? I see. So this stylebook would be focused on doctors who want to write using their own in English.And it would help them to write better? So what do you think you would tell them as an introduction?

D : Let me put sentences like the following : writing style is very important and this is going to be valuable resource for all physicians. Your writing will be significantly improved by reading this book. You can publish your own work in major international journals and you can let them to recognize your work rapidly and broadly.

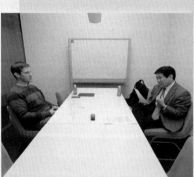

A : I wonder how much this book will focus on grammar and are you going to include issues of citation? Footnotes, and how you should cite other articles.When I was in university we used something called the MLA stylebook. And it gave very detailed information such as even if you are listing writers whom you are quoting, last name first, comma, first name, comma, period. Then the book, then the date. It was very specific, and my teachers, if I made even one mistake, they would take off points, they were very strict. They said that it is important to keep strict style every single time. Are Japanese companies, publishing companies, so strict?

D : No, they are not so strict.

A : I see. So the style book would not include things like footnotes, it would include the basic body of the writing. Introductions, grammar issues, conclusions, things like that.

Editorial Staff : It would be the first style book in Japanese medical field.

A : Part of style is grammar. It would have to include some. In Japanese language, are there many guidebooks for writing skills? Improving writing skills?

Do you think Japanese medical writings are being published abroad and included in databases like PubMed? Is your journal soon to be accepted? Are there many other Japanese journals already accepted?

D : The PubMed includes some journals of Japanese medical society like internal medicine by the Japanese Society of Internal Medicine.

A : Is that because Japanese medicine in those fields is considered quite high, very respected by the international community?

D : They have monthly publications and high frequency of publications is required to be indexed into the PubMed.

A : Is it considered very prestigious to be included in PubMed?

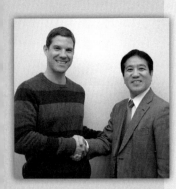

D : Yes, PubMed indexing is prestigious and indexed journals are respected.

A : If your journal gets included, you will have a big party and be very happy?

D : Yes. The impact factor should follow the PubMed indexing in each journal. Most journals have to achieve the PubMed index before getting the impact factor.

A : So I hope it works out.

D : Well thank you for your good advice and cooperation.

A : I wasn't sure how this gathering was going to be. I hope we can learn from each other. Thank you for the opportunity.

お知らせ

今後のジェネラリスト教育コンソーシアムは下記の日程で開催予定です．詳細はホームページにてご覧ください．皆様のご参加をお待ちします．

■第10回テーマ　日本の診療ガイドライン－EBMは進化する－

日時：2016年6月5日（日）10：30～17：00　会場：神奈川県関東労災病院　3階講堂
世話人：南郷栄秀（東京北医療センター），宮崎　景（三重家庭医療センター 高茶屋），藤沼康樹（医療福祉生協連家庭医療学開発センター / 千葉大学専門職連携教育研究センター）
内容：当日の内容予定

● Short Lecture「GRADEの見かた」のあと，パネル会議をロールプレーで行う（診療ガイドラインを作成するパネリスト数人のデモ，それを見守る数人という設定で行う）．
●午前の全体討論：日本のガイドラインの現状（改定スピード，有料ガイドライン問題など，
世界の診療ガイドラインの動向，総合診療医の考える今後の診療ガイドラインのあり方
●午後のLecture：診療ガイドラインを使ってどのように教育するか
当日の記録と依頼論文によりジェネラリスト教育コンソーシアム第10回「日本の診療ガイドライン」として書籍化されます．

■当日参加申し込みフォーム

当日参加費8,000円．当日会場で受け付けにお支払い下さい．交通費は自己負担でお願いします．参加ご希望の方は下記にご記入のうえメールアドレス **consortium@ojima-ceg.co.jp** まで電子メールでご連絡ください．皆様のご参加をお待ちいたします．

1　氏名（ふりがな）：
2　所属：
3　研修病院名（卒後年数）：
4　メールアドレス：

■第11回テーマ　社会疫学と総合診療

日時：2017年1月12日（木）12：00～19：00　会場：神戸大学地域医療活性化センター
世話人：横林賢一［広島大学病院　総合内科・総合診療科 /Department of Social and Behavioral SciencesHarvard T.H. Chan School of Public Health（USA）］
内容：当日は「ソーシャルキャピタルと総合診療」：イチロー・カワチ先生（ハーバード大学公衆衛生大学院教授）の講演ほかが予定されています．

Index

A

AA **93**
acute respiratory distress syndrome **154**
AEEC 定義 **160**
ARDS **160**
Ask Me 3 **119**

B

benzodiazepines **166**
Bernard Lown **47**
bioavailability **192**
BMJ: 29 May, 2012 **28**
Brody,H **33**

C

CBT: cognitive behavioral therapy **82,100, 101**
Choosing Wisely Canada **11**
Choosing Wisely in Japan **10,44**
cognitive behavioral therapy **100**

D

depression **100**
detailed history-taking and physical examination **72**
doctor-patient relationship patientcentered interviewing **65**

G

Glasziou,P 先生の 6 つの提案 **28**

H

hANP therapy **144**
Health Literacy **119**
Hepatitis virus testing **138**
heterogeneity **160**
high-value care **100**

I

insomnia **166**

L

Levinson,W **40**
List of 5 from Choosing Wisely - Japan **34**
Low Value Care in Japan **52**

M

major depressive disorder **100**
mild heart failure **144**
mRS 2 点 **150**

N

nicotine dependence **82**
nonpharmacological intervention **172**
non-smoking restaurant **82**
NSAIDs **180**

O

OARS **96**
OPQRST **67**
oral third-generation cephalosporins **192**
Over-diagnosis のデータ **12**

P

patient empowerment **166, 168**
psychotropic drug **172**

R

routine coagulation screening test **133**
routine testing **138**

S

Sackett,D **36**
shared decision making **119**
side effect **172**
sivelestat sodium **154**
syphilis testing **138**

T

teach-back **119**
Top five list **33**
Two sets of blood cultures **128**

V

Value **10**
Value-Based Medicine **26**
vasodilator and diuretics **144**

あ

アセトアミノフェン **180**
アルコール依存症 **92**
アルコール依存症の診断基準 **94**

い

異質性 **160**
医療の価値, Value **10**
医療職のプロフェッショナリズム **31**
医療の質・安全委員会（JPCCAT） **44**
飲酒の損失 **96**
飲酒の利益 **96**
飲酒限度量 **93**

う

うつ病 **92, 100**

え

エダラボン　148
エンパワーメント　166

か

過剰診断防止会議　8
家族ケア　106
肝炎ウィルス検査　138
鑑別診断を漏れなく挙げ，問診と
診察で絞り込む　76

き

急性期治療　148
共感的な態度　92
禁煙レストラン　82

け

経口第三世代セフェム　192
解熱剤　180
現病歴の3つのポイント　75

こ

高価値ケア　100
向精神薬　172
高齢者　180
高齢者における長時間作用型
ベンゾジアゼピン系薬使用　12

さ

在宅医療　106

し

ジギタリス　186
社会疫学　112
社会的サポート　112
詳細な病歴聴取と身体診察　72
新・総合診療医学―家庭医療学編
iv
新・総合診療医学―病院総合診療
医学編　iv
新・総合診療医学　iv
身体合併症　106

す

ステロイド　160

た

大うつ病性障害　100
対話型意思決定アプローチ　119
武内和久　39
多職種協働　106
断酒の損失　96
断酒の利益　96

て

ティーチバック　119
低価値医療　52
デルファイ法　48

と

動機づけ面接法　92

に

ニコチン依存症　82
ニコチン依存症の精神・心理療法
90
人間ドック　9
認知行動療法　82, 100
認知症患者とその家族・地域への
包括的ケア　109

の

脳梗塞　148

は

バイオアベイラビリティ　192
梅毒検査　138
ハイリスク薬　186

ひ

非ステロイド性抗炎症薬　180
非薬物療法　106, 172
病院の言葉を分かりやすく　119

病歴の3つのパート　75

貧困　112

ふ

副作用　172
不眠　166

へ

ヘルスリテラシー　118
ベンゾジアゼピン　166

も

物忘れ往診　106
問題となっている低価値医療　14

や

山本雄士　39

ら

ラポール形成　64

り

両価的状態　92

る

ルーチン検査　138

コンソーシアムブックス公募のご案内

編集・出版募集要項

　本会は、ジェネラリストの教育に資する質の高い出版事業を展開することを活動の特色とします．下記の書式に沿って応募された中から、編集・出版委員会が出版事業として適否を検討します．編集・出版委員会は会長、副会長、および理事で構成され、編集委員会で選出された応募者について理事会の議を経て編集・出版事業の適否を決定します．

募集作品

　斬新な、ジェネラリストの教育実践の記録．日本語で書かれ、著者が一人の単著に限ります．

応募方法

　下記の3点の原稿をお送りください．

① 　表紙：題名、氏名、所属名、連絡先のEメールを明記．
② 　著者略歴：箇条書きで400字以内．
③ 　ジェネラリスト教育実践の概要：その特色を2000字以内にまとめお送りください．
〔教育活動の成果や省察の記録，メンター（優れた助言者・指導者）の指導と評価の記録など〕

応募資格

　年齢・性別・職種・国籍は問いません．

応募先

　下記に、Eメールでお寄せください．

ジェネラリスト教育コンソーシアム事務局 (株) 尾島医学教育研究所

〒 114-0014 東京都北区 田端 3-2-2 Blanc 1 号

電話 03-5832-9086 FAX 03-5832-9089

E メール consortium@ojima-ceg.co.jp

発表

　合否の結果は、応募者に直接通知いたします．

　合格の場合は、本会の編集・出版委員会が編集・出版に関して具体的なアドバイスをします．編集後、(株) 尾島医学教育研究所から刊行します．

◆年間購読のご案内

　書籍ご購入は年間購読サービスもございます (年間 2 冊 6,000 円)．巻末の申し込み用紙に必要事項をご記入の上，Fax でお送りください．

ジェネラリスト教育コンソーシアム vol.9
日本の高価値医療　High Value Care in Japan

発　　行　2016年4月25日　第1版第1刷 ©
編　　集　徳田安春
発 行 人　尾島　麗
発 行 所　株式会社　尾島医学教育研究所
　　　　　〒114-0014　東京都北区田端3-2-2 Blanc 1号
　　　　　電話　03-5832-9086　FAX　03-5832-9089　e-mail：consortium@
　　　　　ceg-ojima.co.jp
発　　売　株式会社　カイ書林
　　　　　〒113-0021　東京都文京区本駒込4丁目26-6
　　　　　電話　03-5685-5802　FAX　03-5685-5805　e-mail：generalist@
　　　　　kai-shorin.co.jp
　　　　　HPアドレス　http://kai-shorin.co.jp
　　　　　ISBN　978-4-906842-08-7　C3047
　　　　　定価は裏表紙に表示

印刷製本　モリモト印刷株式会社
　　　　　© Yasuharu Tokuda

JCOPY ＜(社)出版者著作権管理機構　委託出版物＞
　本書の無断複写は著作権法上での例外を除き禁じられています．複写される場合は，その
つど事前に，(社)出版者著作権管理機構 (電話 03-3513-6969, FAX 03-3513-6979,
e-mail: info@jcopy.or.jp) の許諾を得てください．

FAX 申し込み書

ジェネラリスト教育コンソーシアム年間購読のご案内

申込日　　　年　　月　　日

下記の通り年会費を添えて年間購読を申し込みます。

フ リ ガ ナ	
氏　　　名	
電 子 メ ー ル	
フ リ ガ ナ	
勤 務 先	〒
フ リ ガ ナ	
ご都合のよろしい 書 籍 の 送 付 先	〒

電 話 番 号		F A X	

下記2巻を刊行され次第ご送付いたします。購読料金は6,000円です。

2016年　11月発刊予定 診療ガイドライン（仮）第10巻

2017年　5月発刊予定 社会疫学と総合診療（仮）第11巻

入金日　　　年　　　　月　　　　　日

【お振込金額】6,000円
【会費振込先】ゆうちょ銀行
【店名】〇〇八（読み　ゼロゼロハチ）
【店番】008【預金種目】普通預金
【口座番号】0724801
※振込手数料はお客様負担となります.

株式会社尾島医学教育研究所
担当：尾島　麗
〒114-0014 東京都北区田端3-2-2 Blanc 1号
TEL 03-5832-9086 FAX 03-5832-9089
http://consortium-ceg.jimdo.com/
E-mail：consortium@ojima-ceg.co.jp

キリトリ